SWITCH ON
YOUR BRAIN

21天升级你的大脑

[美]卡洛琳·丽芙◎著
龚 瑜◎译

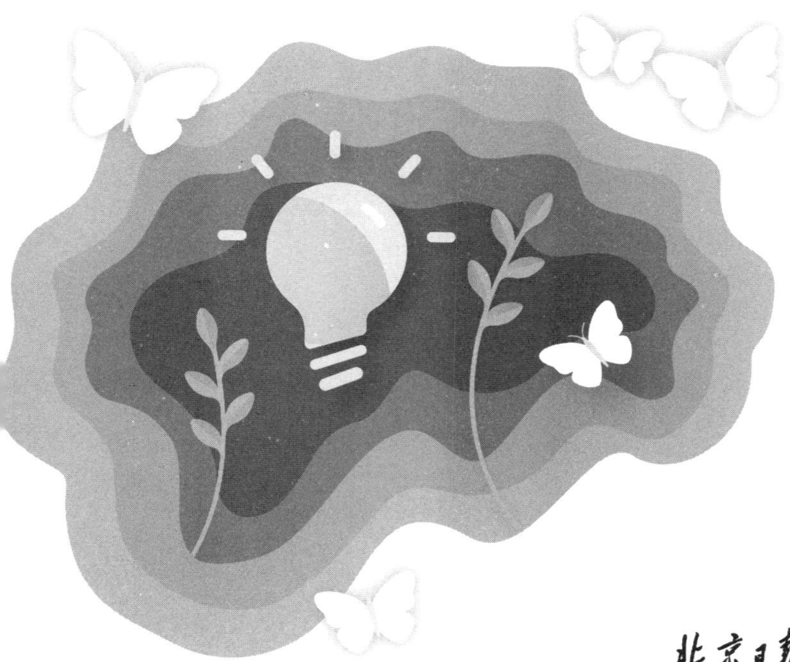

北京日报出版社

图书在版编目（CIP）数据

21天升级你的大脑 /（美）卡洛琳·丽芙著；龚瑜译. -- 北京：北京日报出版社，2024.7
ISBN 978-7-5477-4602-8

Ⅰ.①2… Ⅱ.①卡… ②龚… Ⅲ.①脑科学—普及读物 Ⅳ.①R338.2-49

中国国家版本馆CIP数据核字(2023)第102446号

北京版权保护中心外国图书合同登记号：01-2023-5994

21天升级你的大脑

出版发行： 北京日报出版社
地　　址： 北京市东城区东单三条8-16号东方广场东配楼四层
邮　　编： 100005
电　　话： 发行部（010）65255876
总编室（010）65252135
印　　刷： 环球东方（北京）印务有限公司
经　　销： 各地新华书店
版　　次： 2024年7月第1版
2024年7月第1次印刷
开　　本： 880毫米 ×1230毫米　1/32
印　　张： 6.5
字　　数： 140千字
定　　价： 49.80元

献　词

写一本书，就是在拼一幅复杂的拼图，我拾起一块块拼图，细心拼接，讲述成一个关于希望的故事。

谨以此书：

献给拼图游戏的终极开发者们——感谢你们让我有幸参与这幅“科学思维”拼图的开发，我将虔诚地接受这项任务并努力工作，不辜负你们的期望。

献给我今生挚爱的丈夫迈克。你永远都全神贯注地听我讲述，从不厌倦。我姐姐曾经对我说，没有你的默默支持，我是不可能取得这些成就的。她说得没错，你就是深情丈夫的典范。

献给我的四个杰出的孩子：杰西卡、多米尼克、杰夫瑞和亚历山大。当我注视你们、聆听你们时，我知道我正沐浴着爱、希望和喜悦。

我们的思想，造就了我们的生活。

马库斯·奥勒留

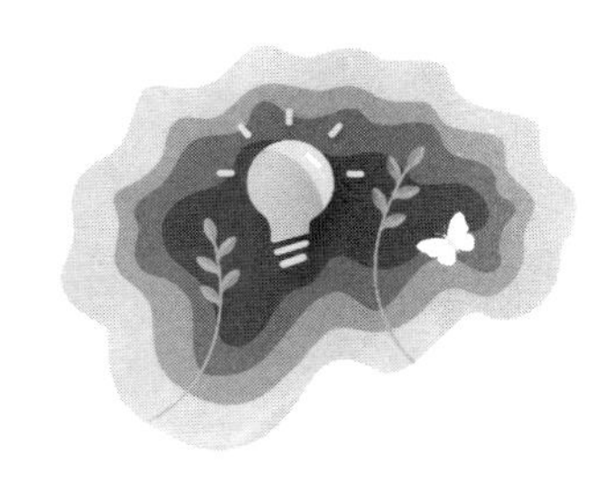

目录

第一部分　认识你的大脑

第二部分　升级你的大脑

序　言

如果你发现有一个开关，能切换你的思维，改变你的人生，使你更快乐、更健康，使你精力充沛、思维活跃，你会怎样做？

在这本书里，你将学会找到并打开这个开关的关键方法。你的思维会影响你的大脑和身体，你拥有与生俱来的神奇能力，能切换思维，改变自己的人生。你的思维就是这个开关。

你拥有非凡的能力，去决定、去行动，使自己成为睿智、健康、宁和、幸福的人，去抵御身心疾患的侵袭。通过深度反思，你能够控制自己的思想和感情，改变大脑内部的生化反应和神经网络结构。

神经科学的新发现，正逐步印证我们早已领悟的道理：每天每时每刻，你不断思索着的思想，将塑造你的大脑和身体，深刻影响你的身心健康。这些思想将影响你的心情，决定你对外界事物的态度。决定你生活质量的，并不是DNA，而是你的态度。

你的选择和反应，将以积极或消极的方式，开启或者关闭细胞内的基因群的表达，在你的大脑内，引发一系列真实存在、错综复杂的脑神经网络结构重组、电磁场波动、量子效应、化学反应，形成你的思想状态。大脑通过把神经信号传达至整个身体来回应你的思想变化，这意味着，你的思想和情绪会引起生理变化和精神状态变化，而对生理变化的体验继而又被转化为心理和情绪状态，这就形成了一个不断相互影响的反馈回路。这种发人深思的深奥想法，让我们意识到，看似无关紧要的思想，也能对我们的身体产生积极或消极的影响，并且影响力深达细胞层次。

是你在控制这一切。你今天做出的选择，不仅影响你自身的精神、灵魂和身体，而且还会影响你的后代。

好消息是，人类天生仁爱，这意味着我们的精神世界原本就是健康积极的，我们是天生的乐天派。我们会自然而然地做出正确的抉择。就算我们做出了错误的选择和反应，也可以通过正确的选择来进行抵消和修正。脑神经具备可塑性，可被改变和重构。此外，脑神经能再生——为了我们的精神需要，每天都会有新的神经细胞诞生。

这本书将引导你通过更新和重构脑神经网络，控制自己的思想，回归原初的睿智、仁爱和宁和。

基于最新的大脑神经科学研究，以及我的临床经验和研究，您将了解到，思想如何影响您的精神、灵魂和身体。您可以依照实用、详细、简易的 21 天切换思维计划，实现切换思维，改变自己的人生。

这个计划适用于各行各业的人。如果你想摆脱焦虑或抑郁，步入良好健康的生活方式，提升自己的智力水平，并能坚持这一梦想，保持健康饮食，成为受欢迎的父母 / 丈夫 / 妻子 / 朋友，得到晋升，或着手进行其他改善，拥有积极向上的健康生活方式——你必须先纠正思想，切换思维。毕竟，独立思考、自主选择，正确运用自己的思维，往往是最难的一步，但也是最强有力的第一步。

当你意识到思维的力量有多强大时，你将永远不会再沉溺于消极思想之中。

引言 / 你的思想威力巨大

思想真实存在，是建构于大脑内部的神经网络模式，是发生在精神领域内的真实事件。每时每刻，你都在通过思维改变自己的大脑结构。我们满怀希望，希望思维会积极改造我们大脑的神经结构。

在几十年前，科学家们，包括那些给我授课的导师，仍然认为大脑是一种机械装置。因而他们推论，大脑受损是不治之症，只能修补，无法恢复全部功能；中风、心血管疾病、创伤或疾病导致的脑部损伤、学习障碍、创伤后应激障碍、强迫症、抑郁、焦虑甚至脑细胞老化，所有这些脑损伤症状全都不可逆转，无法治疗。

当时的主流观点教导说，精神缺陷患者或大脑损坏患者，不可能恢复正常的大脑功能。因此，在20世纪80年代，我接受的培训是教病人学习补救办法，而不是恢复大脑功能。但我坚信

“更新心灵”是可行的，我希望将这个真理应用到临床实践中，帮助患者克服自身缺陷。就这样，我开始了自己的科学探索。

我总结的治疗技术，在患者身上取得了惊人的疗效，证明人类大脑结构固定不变的传统主流观点并不成立。即使在最精细微妙的大脑神经系统内部，损伤也可以被修复。

患者下定决心，就能创造惊人的奇迹。这个领域每一项新的研究和发现，都证实我的观点是正确的：我们并不是只能任由身体或环境摆布的。对生活事件和生活环境的反应，会对我们的身心健康产生巨大影响。

当我们思考时，大脑神经网络会随着我们的思维改变。当我们有意识地引导自己进行深度反思时，我们可以清除消极的思维模式，创造健康的思想。新的健康思想不断增多形成思维网络并不断壮大，我们就能提升智力，使大脑、意识和身体得到治愈。

一切都起源于心灵，一切都取决于思考和选择——独立思考和自主选择是宇宙中的强大力量。

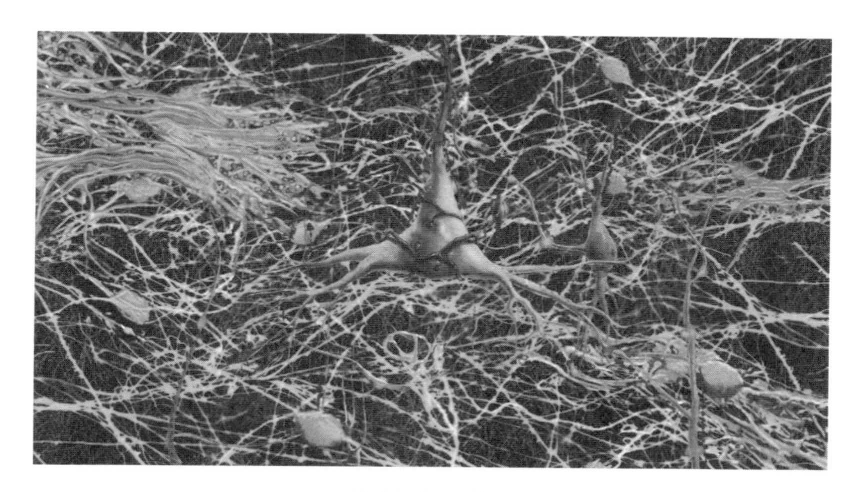

健康记忆示意图

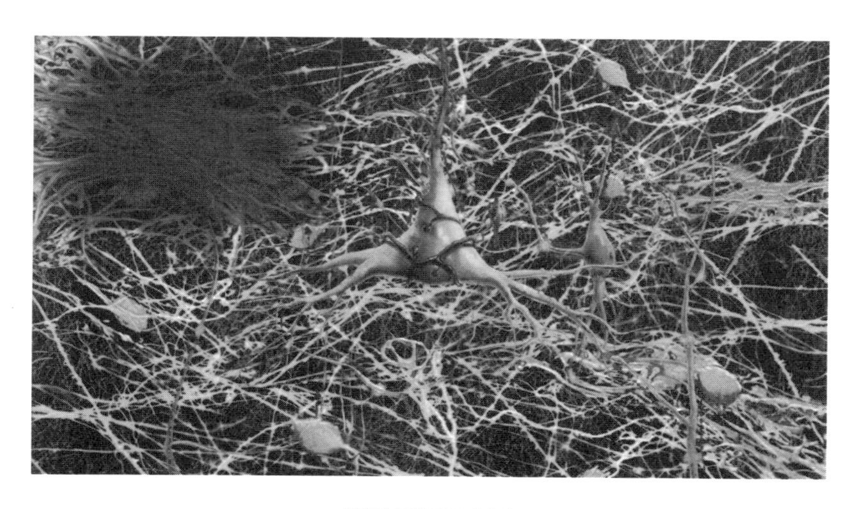

消极记忆示意图

经过思考，我们能理解蕴含于心灵之中的真理；经过思考，我们将真理纳入大脑神经网络，成为我们身体的一部分；经过思考，我们做出明智选择，尽力发展并丰富自己的精神世界；经过思考，我们或者接受真理，或者听信谎言；经过思考，我们做出自主选择，重塑大脑神经网络；经过思考，我们可以决定遵循智者的教诲，无惧世间的混沌嘈杂，维系宁和的内心世界；经过思考，我们也可以选择追随谎言，陷入心理、身体和精神错乱之中。思想能影响物质结构。

神经可塑性，是指大脑具有可塑性和适应性，每时每刻都在发生变化。科学家们终于发现，大脑具备神经新生功能；大脑不再被视为笨拙的机械装置，无法适应环境，只能随着年龄增长而日渐老化。杰出的科学家们，通过大脑成像技术和行为矫正疗法来讨论和演示，人们如何运用深度思考来改善大脑结构。我们可以通过神经元活动来观察和测量心智活动。我们甚至可以通过量子力学，来预测大脑神秘莫测的主要功能——思考与选择。

人类正朝着一个充满希望的未来飞速前进，我为此欢呼雀跃。千真万确，大脑结构是可塑的，可以随着人的思想而改变，这给整个人类社会带来了实实在在的希望。我有幸在工作和研究中观察到：

- 自闭症儿童也能上学，学会与他人交际。
- 老年人在八十岁时，依然能大幅提升记忆力，继续学习和进修，获得大学学位，更换新职业。

- 在贫民窟长大、生活中充斥毒品的年轻人，彻底转变了生活方式，回到学校努力求学，并成为社区领袖。
- 已被确认为植物人的车祸受害者，重新恢复到原来的智力水平，完成学业，成功就业，融入社会。
- 经过多年治疗而毫无改善的有学习障碍的学生，获得了出人意料的好成绩。
- 在非洲极端贫困地区的一些学校，原本学生们成绩极差，一直留级，之后却上了教育部长列出的“最进步学校”名单。
- 原本读写困难的孩子，帮助父母亲补习并成功让父母通过考试。
- 饱受自杀意念和精神创伤折磨的心灵，得到了安抚。
- 整个学校的孩子，核心科目的成绩都获得了提高。

还有很多例子，请恕我不一一列举。

当科学研究发现，人类自由意志和自主选择能深刻影响基因表达，人类思想能影响和重塑大脑神经网络结构时，脑神经科学研究就进入了一个全新的境界。

我们的思想，不仅会影响自己的精神、灵魂和身体，还会影响我们周围的人。科学研究表明，我们所做的决定，将通过精子和卵子，影响接下来的四代人，深刻影响他们的选择和生活方式。表观遗传学表明：遗传活动的起始信号，包括我们的思想，会影响我们的基因表达方式。

大脑是可塑的，它每时每刻都在发生变化，受我们的思考——我们的自主选择——指引，大脑可塑性是切换思维的关键。每天清晨当你醒来时，大脑中会产生新生神经细胞，若你明智地加以利用，就可以清除消极思想，创建新的积极健康思想。这就是所谓的神经新生。

人脑有无尽的适应性，给人类带来了无尽的希望。

本书分为两部分，主旨是教会你如何切换思维，改变人生。第一部分主要揭示本书的关键原理，第二部分，我将引领你充分理解并运用关键原理，依照5步学习法则，完成21天切换思维计划，打造一种快乐、睿智、健康的生活方式。

以下是本书的一些要点：

- 你的思想非常强大，威力巨大。
- 自由意志和自主选择都真实存在，是发生在精神世界的真实事件，也是发生在脑神经网络中的真实的生化反应。
- 思想（灵魂）将精神与身体联结成一体；你可以通过深度思维，影响大脑结构，最终更新思想结构。

- 你可以通过自由选择，发展精神力量。
- 你的身体无法控制你的思想，是你的思想在控制着你的身体，你的思想比你的身体更强壮。思想的力量远远超越身体的力量。
- 你并非任由身体本能反应摆布的傀儡。
- 你不能控制生活的事件和环境，但你可以控制自己对这些事件和环境的反应。
- 当你思考时，你就建构了新思想，这些新思想会被纳入大脑中的神经网络结构。
- 积极思维 = 积极选择 = 健康思想；
负面思维 = 消极选择 = 负面思想。
- 人类大脑是经过精心设计的，可从旁观者的角度来观察和反省自己的思想，并做出积极改变。
- 人脑能够识别并选择正确的思想。
- 每天清晨当你醒来时，大脑中会产生新生神经细胞，明智地加以利用，可清除消极思想，创建新的积极健康思想。这就是所谓的神经新生。
- 你天生具有深度、睿智的思想。
- 人类天生仁爱，恐惧并非基于人性的自然反应，是后天习得。

下面这些知识，将帮助你实现这些真理：

- 幸福来自内心，成功基于幸福——幸福和成功不可能来自心灵之外。
- 你可以改善学习方法，提升智力。
- 你可以克服学习障碍。
- 你可以控制思想混乱。
- 你不必沉溺于内疚和谴责中。
- 你可以构建消极想法，也可以驱除消极想法。
- 你不必沉溺于坏习惯，你可以改变坏习惯。
- 你可以克服被拒绝和被伤害的感觉。
- 饶恕并非如你想象得那样艰难。
- 你不必担心那些超出你能力之外的事情。
- 不应当做的事情，就置之脑后，不必纠结。
- 你不必杞人忧天，担忧家庭发生变故，导致自己罹患阿尔茨海默病、帕金森病或抑郁症等神经疾患。
- 不可过度思考和过度分析，在思考问题时，应当保持心态平衡。
- 人类可以克服和控制自己的抑郁和焦虑状态——一些科学

家研究表明，人类甚至可以控制和克服精神分裂症和强迫症。

- 你不必纠结于过往种种，应当彻底遗忘并摆脱过去。
- 无论外界环境如何，你都可以保持快乐、宁静、平和。

如果你认同上述任何一条，就说明你已经做好心理准备，解脱思想禁锢，去追求积极的人生了。请继续读下去，是时候切换思维，去寻找通往快乐、睿智、健康的关键道路了。

在第一部分中，我将详细解释上述概念的内在联系。

在第二部分中，我将基于深入研究、多年临床实践和无数次研讨会和学术会议所取得的科研成果，科学合理地制成 21 天切换思维计划，以及切换思维 5 步学习法则，并在本书中毫无保留地呈现给您。这一部分将讲解实用技术，分析行之有效的关键策略，帮助你建立积极的生活方式，重塑积极健康的思想。去努力追求你的人生吧！

生而为人，你就应该是快乐、睿智、健康的。

概　要

1. 在几十年前，科学家们认为大脑是一种机械装置，因而推论大脑受损无法治愈，只能修补，无法恢复全部功能。

2. 我们可以通过深度思考和自主选择，来改变和重塑大脑神经网络结构。

3. 通过深度反思，有意识地引导思维过程，我们可以驱除消极思维模式，代之以积极思想模式。新的神经网络会茁壮成长。我们可以提升智力，治愈身心疾患。

4. 人类文明世界的一切现象，都源自思想领域，源自人类的思考力和选择力——这两种力量是宇宙中的强大力量。

5. 神经可塑性，是指大脑具有可塑性和适应性，每时每刻都在发生变化。

6. 当科学研究发现，人类自由意志和自主选择能深刻影响基因表达，人类思想能影响和重塑大脑神经网络结构时，脑神经科学研究就进入了一个新的境界。

7. 大脑具备神经新生功能，能产生新生神经细胞。

第一部分

认识你的大脑

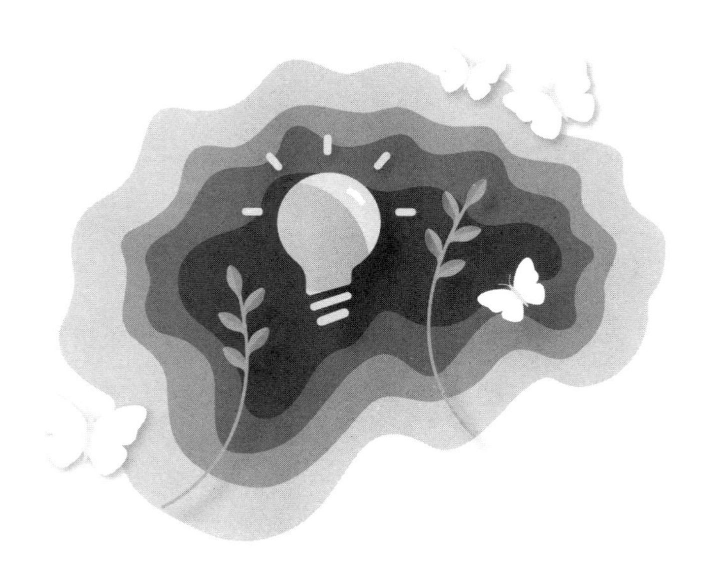

第一章 / 大脑塑造思想，还是思想塑造大脑

科学界一直争论不休：一种观点认为，思维只是大脑活动的体现；另一种观点则认为，思维指挥大脑进行运作。你选择赞同哪个观点，影响着你对自由意志和自主选择的看法。

思维是大脑活动的体现

关于思维活动的第一种观点认为，思想来自你的大脑，是大脑产生的各种各样的精神体验。持这种观点的人认为创造思想的是化学物质和神经元，而你的想法与你的行为之间的关系，可以忽略不计。

本质上，持这种观点的人认为，是大脑创造了你的行为和思想。他们认为，大脑产生思维。此观点对科学研究产生了重大影

响。以治疗抑郁症为例，根据这种观点，抑郁症的根源是患者脑中化学物质失衡。因此，治疗方案是添加缺失的化学物质。

思维指挥大脑运作

让我们来审视另一个观点：思想塑造大脑。

你是一个有思想的人。整个白天，你不停地思考；晚上，你在睡梦中整理想法。当你思考时，你会做出选择；当你做了选择时，你大脑中的基因会形成一个基因表达，这意味着你在制造蛋白质，这些蛋白质形成你的思想。思想是真实存在的，是会占据大脑思维空间的物质。

神经精神病学家埃里克·坎德尔（Kandel），凭借其对于记忆的卓越研究获得了诺贝尔奖。他的研究工作揭示，人的思想甚至人的想象力，其影响能深入神经细胞至DNA，开启或关闭某些基因表达，改变大脑中的神经结构。[1]因此，在思考和想象时，我们会改变大脑的结构和功能。其实早在19世纪，弗洛伊德就曾推测，思想会改变大脑。[2]近年来，前沿神经精神病学家，如玛丽恩·戴梦德、诺尔曼·多伊奇、乔·迪斯潘扎、杰夫瑞·施瓦兹、亨利·马珂兰、布鲁斯·立顿、艾伦·琼斯等人的研究工作，都证明我们的思想力量非凡，能改变大脑。[3]我们的每一次思考，都在改变我们的大脑。通过独立思考与自主选择，我们就重新构建了大脑的内部结构。

我们的思想精妙深邃，是专门设计用来控制身体的，而大脑只是身体的一部分。我们不能控制生活事件和生活环境，但我们可以控制自己的反应。事实上，我们可以控制自己对任何事情的反应，控制反应时，我们就能改变自己的大脑结构。改变很难，很艰苦，但通过思考和选择，我们可以做到。本书后半部分的“21 天切换思维计划”，会详细讲解如何改变自己的大脑。

读者们大可安心，人类头脑的能力非常强大，非常有效，远胜任何药物、任何威胁、任何疾病、任何神经系统的挑战。我们不受物质的束缚，我们能控制物质。你只需翻阅史书，环顾四周，就能发现许许多多鼓舞人心的故事，人们克服艰难险阻，重获精神新生。

选择是真实的

你可以自由选择自己的关注对象和关注方式，这会影响你大脑中的化学物质、蛋白质和神经突触的运作方式和功能。科学家证明，思维与自我理解（自己的信念、梦想、希望和想法）之间的相互作用，会极大地影响你的大脑运作。

研究表明，75% 至 98% 的精神、身体和行为疾病，源自思想生活。[4] 这个惊人的统计数字，意味着只有 2% 至 25% 的精神和身体疾病，源自环境和基因。

思维激活基因

科学家们每天都在探索，人类意识究竟是通过哪些具体的途径，在我们的大脑和身体中产生变化。我们的意识——非凡思考机器——能激活我们的基因，改变我们的大脑。科学表明，我们的思想与思想中内嵌的情感，能打开或关闭一系列相关的基因。我们每天接受事实、经验和生活事件，并以思维赋予其意义。

我们的染色体可能有一整套固定的基因，但这些基因中，哪些是处于激活状态的，它们是怎样的活跃状态，会深刻影响我们的思考方式和处事方式。我们的思想产生言语和行为，言语和行为又激发更多的思考和选择，在这样的循环过程中又会产生更多的新思想。

反应塑造大脑

我们不断地对环境和事件做出反应，随着这一反应循环持续运行，我们的大脑或者被一种积极、良好的生活方式所塑造，或者被一种消极、低落的生活方式所束缚。因此，我们的思维、选择（意识）、反应的质量，决定了自身的“大脑结构”——大脑的运作机制，以及我们的身心健康。

科学证明，人类天性是仁爱、乐观的[5]，当我们消极地思考和反应，做出消极选择，我们的思维质量会受到影响，这意味着我们大脑结构的质量也会下降。不过，消极思想并不是常态。这个观点是一种安慰，也是一种挑战。

思维改变我们的DNA

从这一角度更深地探索，结果显示DNA实际上会根据我们的思想而改变。当你对未来一周抱有负面想法，某个人可能会对你说什么坏话，做什么坏事，即使坏话和坏事还未实际发生，消极的思维就会把你的大脑推向消极的方向，向你的思想和身体施加压力。[6]

根据哈佛医学院心身研究所（Mind-body Institure）主席赫伯特·本森博士的说法，消极思考会产生心理压力，会影响身体的自愈能力。[7]

消极思维会损害我们的大脑。

心脏数理研究所（The Institute of HeartMath），一个国际公认的非营利性研究机构，致力于帮助人们减轻心理压力。心脏数理研究所主持了一个科学实验，名为"心脏频率的局部和非局部效应对DNA构象变化的影响"。这项研究表明，愤怒、恐惧、挫败等负面情绪，会导致DNA分子链产生形态变化。DNA分子链会收缩变短，关闭许多DNA代码，从而降低基因表达质量。因此，当我们感觉消极情绪阻塞了自己的心灵时，我们的身体也会感受到这种阻塞。但最重要的是，消极关闭的DNA代码，能被爱、喜悦、感激、感恩等情感逆转！研究人员还发现，当HIV阳性患者拥有积极乐观的思想情感时，身体抵抗力是消极患者的30万倍。[8]因此，这里有个好消息，当我们作为充满爱心的正常人类生活时，我们有能力改善自己的DNA分子链结构。

因此，当我们做出一个糟糕决定，当我们选择消极思想（例如仇恨、痛苦、愤怒或不合作）后，我们会改变DNA分子链，改变随之发生的基因表达，从而对大脑结构进行消极改造。这时，大脑会立即进入保护模式，并将这些低质量的消极想法转化为消极的心理压力。之后，这种心理压力会影响我们的身体健康。但这项研究最精彩的部分，是证明这里也存在着希望：只要采取积极的态度，做良好的选择，我们就能把一切扭转，回到最初的积极健康状态。这些科学家的研究证明，我们可以更新自己的思想。

心理压力

心理压力的第一阶段是正常的。这是一种警觉状态，让我们保持专注和警醒。但是，在第二和第三阶段，心理压力产生压迫，我们的思想和身体开始向消极思想屈服。即使一点点消极思想，一点点负面压力，也会对我们的身心健康产生深远影响。

词典中，“心理压力”的定义是：“一种典型心理状态，由抑郁症或高血压等精神和生理紧张状态共同导致，这种紧张状态可能是由于感受到威胁、压力，产生应激反应而造成。”[9]心理压力的同义词，包括焦虑、紧张、恐惧、忧虑、烦躁、恐慌、紧迫、不安。

心理压力的关键词是反应。你不能控制生活事件或生活环境，但你可以控制自己的反应。能否控制这些反应，是身心健康与否的关键。

以下这些统计数据，证实了75%到98%的身心疾病都源自人们自身的思想：

- 美国医学协会的一项研究发现，当今社会，人们罹患的各种疾病，75%的致病原因是心理压力。[10]
- 心理压力和疾病之间的关联度高达85%。[11]
- 国际癌症研究机构和世界卫生组织[12]已经得出结论，80%的癌症，病因在于生活方式而非基因遗传。这还是一个比较保守的估计数字。
- 布鲁斯·立顿博士的研究，帮助我们深刻理解了思维对大脑的影响。[13]他认为，亨廷顿舞蹈症、β地中海贫血、囊性纤维化等基因疾病，影响的人口不足2%。这意味着世界上绝大多数人口的基因都很正常，能使他们过上幸福健康的生活。立顿博士说，多达98%的疾病都源自我们的生活方式，换句话说，源自我们的思维。

- H. F. 尼候特博士[14]认为，是基因通过一系列生物化学过程控制生理机能，进而控制身体机能，而不是身体机能控制基因。
- W. C. 威利特[15]认为，只有5%的癌症和心血管疾病患者的病因可归因于遗传因素。
- 据美国健康协会估计，所有去初级诊所就医的患者，75%到90%是与心理压力相关的问题。[16]居然有那么多人因负面思想而导致心理压力，进而引发不适和疾病，真是令人震惊。

本章的重点是，心灵能塑造身体。如果我们正确地塑造身体，我们将极有可能做到身心强健。如果我们错误地塑造身体，我们将成为自身健康最大的敌人。

第一章总结

1. 科学界一直在争论，究竟是大脑塑造思想，还是思想塑造大脑。
2. 我们的思想精妙深邃，是专门用来塑造身体的，而大脑只是身体的一部分。

3. 我们能通过思考和选择来塑造大脑。
4. 我们能够控制自己对事情的反应。
5. 选择是真实的。自由选择自己的关注对象和关注方式，这会影响你大脑中的化学物质、蛋白质和神经突触的运作方式和功能。
6. 研究表明，DNA 分子链会改变形状，以适应我们的思想。
7. 心理压力的第一阶段是正常的。但是，在第二和第三阶段，心理压力产生压迫，我们的思想和身体开始向消极思想屈服。
8. 心理压力的关键词是反应。你不能控制生活事件或生活环境，但你可以控制自己的反应。

第二章　/　你的基因不能控制你

选择是真实的，自由意志真的存在。你能够站在自我之外，观察自己的思想，改变消极的负面思想，养成健康的积极思想。当你这样做时，你的大脑将产生一股积极的神经化学涌流，改造大脑结构，提升智力和健康，实现内心宁和。你将体验身心的和谐。

这些陈述简洁明了；然而现实生活中，许多人却挫折连连，仿佛难逃生活困境、身体缺陷等不利因素的束缚，沦为受害者。作为一个从业二十多年的治疗师，通过参加研讨会、出版书籍和出席媒体见面会，我接触过上百万患者。在此，我郑重申明自己的观点："你并不是受害者。你能控制自己的反应。你能做出自己的选择。"

自由意志并不是幻觉

在科研过程中，本着批判精神，神经科学家和研究人员经常会反问自己："自由意志是一种幻觉吗?"媒体往往添油加醋，拿这句话来危言耸听，糊弄我们所有人。问题是，这种观点并不符合我们所知的人类大脑机制，也不符合人类本质。在《纽约时报》的一篇文章中，一位法律分析师甚至问道："既然主导人类所有行为的是大脑，那是不是所有罪责都能被免除?"[1]

这个想法很危险。这其实是在说，人类无须为自己的行为负责。这会给人们提供一个借口，允许人们不计后果，为所欲为。

哲学家和科学家一直以来都在争论，人类是否有自由意志。有些人认为自由意志是一种过时的老旧思想。当然，人们对这个问题争论不休，这本身就意味着他们在运用各自的自由意志来形成观点，并选择立场。所以，他们的所作所为已经彻底推翻了这些人的观点——人类没有自由意志。

神经科学家会说，人类所谓的"自由"决定，均由大脑活动提前决定。这种说法认为，大脑就像一台自动运行所有程序的机器，我们无法控制。做出决定的是大脑，在这些程序的掌控之下，我们浑浑噩噩地虚度一生。最后，科学家摆出一系列脑成像图片，用花哨术语总结道：自由意志只是一种幻觉。

作为一个专业研究认知神经科学的交流病理学家（communication pathologist），我主要研究人类如何思考，以及思考对人类言行的影响，我的结论与那些自由意志幻觉论者完全不同。我深信，我们有思考和选择的能力，这意味着，我们的自由意志会影响我们的思维，并塑造我们的思想。自由意志对理解人类行为、激发人类潜力极其重要，为此我一生致力于研究思想的形成过程。神经科学方面的证据，并没有否决自由意志，恰恰证明了自由意志在起作用。

分子生物学家弗朗西斯·克里克（因在 1953 年与詹姆斯·沃森一起发现 DNA 分子双螺旋结构而获得 1962 年诺贝尔奖）曾说“自由意志是头脑中一连串简单琐碎的闲谈”，并称自由意志是“在练习自我欺骗”。[2] 在这个声明中，克里克忽略了一个重要事实：他运用自由意志，选择、酝酿、表达了自己的这个思想。

证明自由意志

人在制定或执行行动决策前 7 ~ 10 秒，可在前额叶皮质（略高于眉毛的头骨里面）和顶叶皮层（头骨顶部下面）侦测到大脑活动。许多科学家利用这个事实，争辩说行动决策是提前编码制定好的。[3] 我的观点与此截然相反，而且我的观点得到杰夫瑞·施瓦兹、诺尔曼·多伊奇等诸多科学家的支持。

我认为：这种大脑不知不觉中进行的活动，是一种非常真实而活跃的无意识思维活动（见第八章），深受记忆——之前已植入潜意识的思想——影响。在这一阶段，我们基于那些已植入的思想，选择添加自己独特的感知，从而形成我们的观点、言语、行动。因此，简而言之，我们的所言所行，都基于已内建于头脑的记忆和思想。我们评估外界信息，并根据这些信息做出选择，形成一个新的想法，以此指挥我们的言行和举止。

大脑成像技术所呈现的这种大脑活动，并不是机器式程序运作，这活动是意识在浮现之前的蓄积过程；是神经回路网络在积极运作，为下一刻做出当机立断的决策做准备，并将此决策送入意识层面。它是发生在无意识大脑中的理智活动。我们并不受超出我们意识控制之外的力量驱动。我们为自己的每一个思想和决策负责。[4]我们是具有自由意志的高智慧存在，我们对自己的选择负责。

一些前瞻性研究的科研人员发现，当人们怀疑自由意志时，他们会变得更加不诚实。仿佛否认自由意志，能为逃避责任、为所欲为提供莫大的借口。[5]

其他研究人员发现，相信自由意志会引导人们选择更道德、更健康的生活方式。他们进一步推论说，如果有更多的研究者探讨自由意志，就会有更多的理由相信自由意志的存在，由此反观，那些否认自由意志的人，可说是在自我欺骗。

自由意志的标准定义："自由意志是一种综合能力，想象未来可能采取的行动，反思选择并采取行动的理由，计划自己的行动，平衡各种相互冲突的欲望，控制自己的行为。”[6]

科学能从基因学的深度证明自由意志，让我们看下面一些证据。

选择是发生在精神空间的真实事件

人做选择的思想过程发生在大脑前部。发生这一过程的神经区域包括许多回路，从基底前脑（你的眉毛之间的脑骨后面）开始，延伸往后穿过额叶。大脑额叶是一个有很多重要功能的区域，与大脑其他部分都有联系。它也是大脑所有其他部分相互连接的中枢地带，能够影响脑岛、胼胝体、前后及中央沟回、基底神经节、楔前叶、大脑次要区域等所有区域。[7]这样的联结，使额叶能够整合并管理大脑其他部分的活动。

大脑额叶最令人兴奋的功能之一，就是能使我们站在旁观者角度，观察自己的思维过程。我们可以观察自己的想法和行动，并做出决定。

当我们选择生活时，钻石将更加璀璨；当我们抛弃生活时，钻石将暗淡无光。以此类比，错误选择，将损伤大脑机能；正确选择，能增强大脑功效。

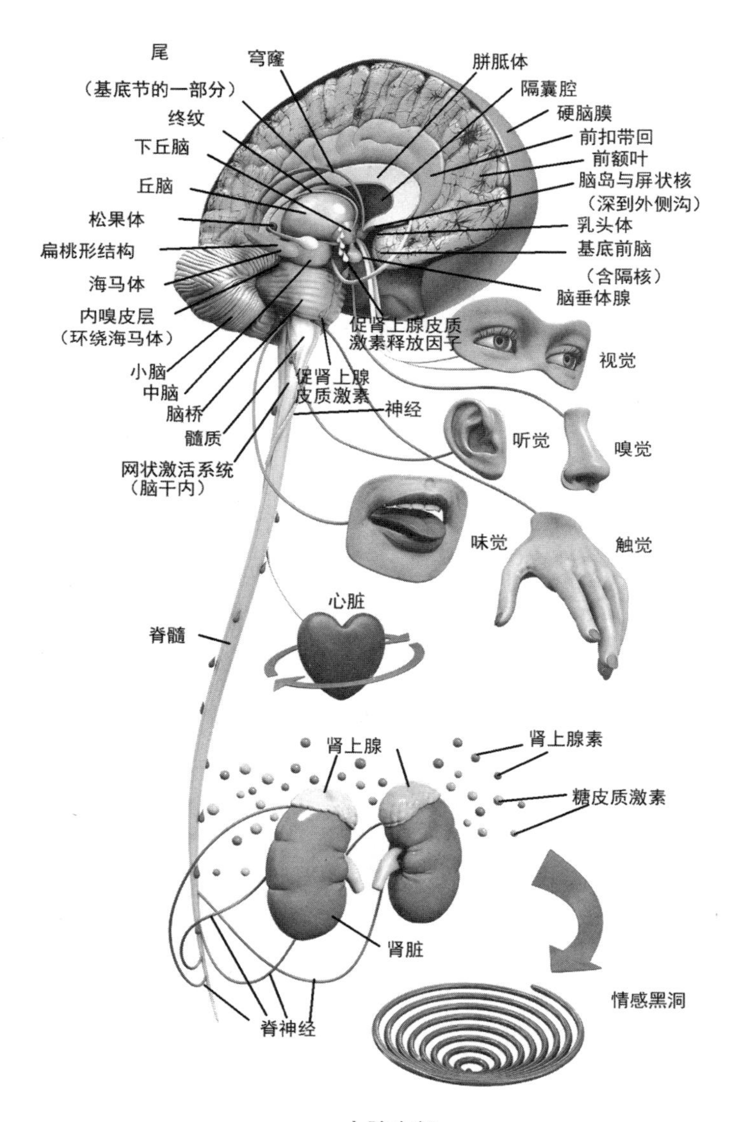
尾
（基底节的一部分）
穹窿
胼胝体
隔囊腔
硬脑膜
前扣带回
前额叶
脑岛与屏状核
（深到外侧沟）
乳头体
基底前脑
（含隔核）
脑垂体腺
终纹
下丘脑
丘脑
松果体
扁桃形结构
海马体
内嗅皮层
（环绕海马体）
小脑
中脑
脑桥
髓质
网状激活系统
（脑干内）
促肾上腺皮质
激素释放因子
促肾上腺
皮质激素
神经
视觉
听觉
嗅觉
味觉
触觉
心脏
脊髓
肾上腺
肾上腺素
糖皮质激素
肾脏
情感黑洞
脊神经

大脑内部

我们的多重视角优势

我们拥有一种“多重视角优势”（multiple-perspective advantage），简称 MPA。人类具备独特的多面性，允许我们从不同的角度，以不同的视角观察事物，乃至反省自身。我们拥有独一无二的优势，能评估我们的思想及其影响，并做出智慧的选择以恢复活力，同时修剪掉消极的思想。

选择什么样的思想和生活方式，由我们自己担负全责，这些决定，由我们自己通过独立思考做出。重要的是，必须区分真实的你和堕落的你，真实的你具备多种可能，独一无二，是真正的你；消极的你，做出了错误的消极选择，消沉失落。幸运的是，你可以同时看到这两种情景，并选择积极的方向，更新自己的心灵。你的大脑会根据你思想的指令和选择，相应地改变其内部结构。本书第二部分将帮助你做到这一点。

你是一个不停思考的人

让我们深入大脑去探究一下，人的自由意志和选择到底有怎样的影响力和真实性。你是一个不停思考的人，你一整天都在不停地思考，甚至在睡觉时仍在思考。白天思考是一个建构的过程，夜间思考则是一个整理的过程。无论是面对一份菜单，还是推进一个前途未卜的行动计划，你都得做出某种决策。

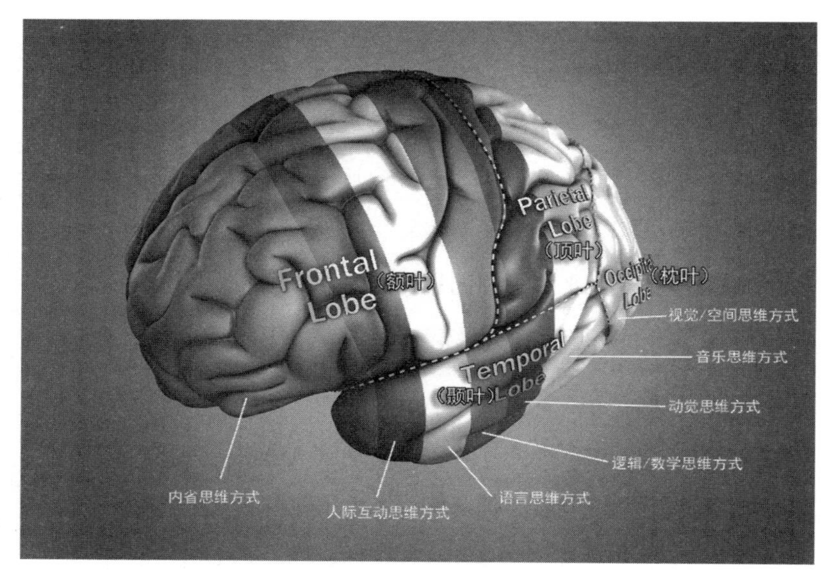

七种思维方式的工作区域

所有的思维活动都真实存在

所有的思维活动都真实存在，并且可以呈现为各种类型的脑成像图片。当我们思考时，一系列奇妙、复杂的创造性过程，就会在大脑中发生。可能你并不能完全理解接下来这几段文字，但大脑就是如此精巧复杂，这是值得敬畏的。

当阅读这些文字时，你的心智活动正在神经元中引发电磁、电化学和量子作用，将激发：

- 可测量的磁场；

- 可追踪的电脉冲；
- 可观测和测量的化学效应；
- 可在电脑屏幕上捕获的被激活的光子；
- 可用量子物理学解释的能量活动；
- 可被仪器侦测到的神经细胞膜的振动。

这一系列活动，会调动起无数神经递质、蛋白质和能量，引发一系列复杂有序的动作，形成一个信号。你的思维刚刚创建了一个强大的信号，它将改变你的大脑结构。

创建了起始信号

你刚刚创建的信号会穿过细胞膜，进入细胞核，进入染色体，激活 DNA 链。正常情况下，DNA 链是压缩的，处于休眠或惰性状态，折叠蜷缩在细胞核中，仿佛躲藏在一个茧中，茧会保护 DNA 链免受细胞内环境中其他物质和因素的影响，直至接收到激活或解压缩信号。

在制造特定的蛋白质时，DNA 链先被激活并解压缩，调取相关遗传代码，然后由 RNA（一种功能与复印机几乎一样的蛋白质）复制遗传代码，作为在细胞内部制造蛋白质的指导蓝图。这就是所谓的“基因表达”，你的阅读过程所制造的这些蛋白质，将把你刚才所读的信息存储为思想或记忆。你的思想在创造物质。

依照DNA的基因指令，氨基酸分子被组装成蛋白质。这些基因指令决定了我们身体的生理解剖结构，我们能通过思维控制这一过程的90%的进程。

虽然科学家们已经出色地测绘了基因表达和蛋白质组装的整个序列，但他们很少注意到引发这一过程的起始信号。[8]

解压缩DNA的信号

让我们仔细看看这些信号。

1. 启动整个进程的起始信号，来自DNA之外，因此被称为表观遗传现象。[9]
2. 起始信号受到干扰（例如，产生消极想法或吃不健康食物），导致基因表达不正确，形成的蛋白质也会发生变异。简而言之，与拥有积极思想时相比，当你抱有消极想法时，身体细胞产生的蛋白质形状会不同，功能也会不同。
3. 这些信号都是电磁和化学信号，而电磁和化学反应贯穿于人体中的每一个变化过程。

4. 使这些信号形成的因素，可能来自身体内部环境，包括情绪、生化、思维、能量、精神、大脑内部的思想网络，也可能来自身体之外的食品、毒素、社交环境、人体吸收的营养元素。[10]

研究人员估计，在 DNA 中，约 90% 的基因会响应这些由身体外部和内部环境因素引发的信号。[11]

开关基因

令人惊异的是，坎德尔发现人体内有一个被称作“CREB 基因”的开关基因，我们可以用思维打开这个基因。因此，上文所说的起始信号，就是我们的思想。我真希望能深入探讨这个迷人的话题，但这个过程极其复杂，过多的论述，会把本书变成一本晦涩艰深的基因学巨册。但是，这个基因仍然值得我们稍作一番介绍。

关于这个开关基因，有一个简单的解释：当我们获取外界信息后，信息会变成电磁和化学信号，进入大脑，在向大脑前部移动时，信号会被放大，变得极其活跃。这将刺激细胞内生成某些特定蛋白质，开启 CREB 基因。CREB 基因就像一个电灯开关，我们可以用思想去开启或关闭。这个 CREB 开关基因被激活进入遗传表达状态，就开始制造特定蛋白质，在大脑内形成蛋白质分支，捕捉并储存我们的记忆和思想。[12] 因此，当我们允许思想渗透进我们的大脑时，我们就选择开启了 CREB 基因，启动蛋白质合成过程，促使新的蛋白质分支生长，通过突触与其他分支相连接。

因记忆领域的卓越研究而荣获诺贝尔奖的埃里克·坎德尔曾说："与社交影响有机结合，调控大脑特定区域内特定神经细胞的特定基因的表达过程，将深刻改观未来的医疗技术。"[13] 这意味着一个新的时代即将到来。

从基因神话到真理

我们一直被基因神话所困扰，这个神话体系，将身心健康的终极动力置于无法触及的微小基因之中，并将基因推上神坛。这个神话隔离了身心健康的可能性，也剥夺了太多人的安宁幸福。几乎每天都会冒出一个头条新闻，声称发现了某种特殊致病基因：你是个不可救药的酒鬼，因为你有酒鬼基因；你是个愁眉苦脸的抑郁症患者，因为你有抑郁症基因；你有举步维艰的学习障碍，因为你有学习障碍基因，诸如此类。基因可能会在我们体内创造一个生化环境，在这个生化环境中，人可能易于罹患某种疾病或产生某种健康问题，但这只是一种倾向，并不必然导致疾病和问题的产生；疾病和问题来自我们的选择。是我们的选择，产生初始信号，将 DNA 解压缩。

基因神话不断被夸大：基因决定了人类的情感、精神、信念；基因决定了所有的人类行为——包括聆听和欣赏音乐；基因决定了人类事务、人际关系、社会问题。[14] 总之，基因决定一切。对遗传倾向的认同深深影响了大众文化，以至于这样的话脱口而出："她拥有良好基因。""他天生如此。"

这种思路消除了选择和责任，从科学和精神角度来说，都不正确。是你在控制你的基因，你的基因并不能控制你。基因可以决定生理特征，但不能决定心理结构。相反，为了响应我们的生活经验，基因结构无时无刻不在变动和重组。[15]

迈阿密大学心理学和精神病学教授，身心医学领域的前沿研究者盖尔·艾朗森博士最近完成了一项杰出的研究。[16] 她发现，艾滋病患者是否有虔诚的信仰，对治疗效果影响极大。她的研究持续了整整四年，她制定的疗效标准，是基于患者血液样本中的病毒载量和辅助性 T 细胞浓度，病毒载量下降，辅助性 T 细胞浓度越高，身体抵抗力就越强。她发现，那些不相信慈爱上帝存在的患者，辅助性 T 细胞的消亡速度快三倍。他们体内病毒载量的增加速度也快三倍，他们的心理压力水平较高，体内流动着大量能引发心理抑郁的皮质醇。艾朗森博士总结道："如果你相信上帝爱你，这将是一个巨大的保护因素，甚至比低抑郁或乐观心态更具保护力度。相信仁慈上帝的存在，能提供保护，而更热烈的'上帝爱我'的信念，将提供更强大的保护力。"

这项研究的意义巨大，我们的确应该进一步反思，我们应当以何种方式去面对他人，我们应当以何种方式去帮助他人以及应对疾病。我们的选择能影响生理机能。我们的选择会引发身体内部的改变。我们的思想，我们对自己的认知，能增强身体抵抗力。

我们不是任由致病基因摆布的受害者。我们的大脑经过精心设计，能够创造思想，并通过践行自己的思想，创造属于我们自己的生活。

不管你相信和希冀什么，你的理念和希望都会在大脑精神空间内变成实体，并且指导你的行动。这个过程有两个走向——积极或消极。

下一章将进一步探究我们的选择所造成的影响，以及如何消除消极选择。

第二章总结

1. 你不是受害者。你能控制你的反应。你能做出自己的选择。

2. 自由意志并不是幻觉。认为自由意志是幻觉，这个想法很危险。这其实是在说，人类无须为自己的行为负责。这会给人们提供一个借口，允许人们不计后果、为所欲为。

3. 我们的自由意志会影响我们的思维，并塑造我们的思想。自由意志对理解人类行为、激发人类潜力极其重要，为此，我一生都致力于研究思想的形成过程，以及如何选择正确的方式去思考。神经科学方面的证据，并没有否决自由意志，恰恰证明了自由意志在起作用。
4. 我们所言所行，都基于已内建于头脑的记忆和思想。我们评估外界信息，并根据这些信息做出选择、形成新的想法，并以此指挥我们的言行举止。
5. 选择是发生在大脑精神空间内的真实事件。当我们思考和选择时，某些大脑区域会被点亮。
6. 大脑额叶最令人兴奋的功能之一，就是能使我们站在旁观者角度，观察自己的思维过程。
7. 我们拥有一种“多重视角优势”，简称 MPA。人类具备独特的多面性，允许我们从不同的角度，以不同的视角观察事物，乃至反省自身。
8. 所有的思维活动都真实存在，并且可以呈现为各种类型的脑成像图片。
9. 思想发出起始信号，解压缩 DNA，然后是基因开始表达，制造蛋白质。

10. 人体内有一个被称作“CREB 基因”的开关基因，我们可以用思维打开这个基因。

11. 伴随着我们的想法和选择，我们的基因构造无时无刻不在波动。

12. 从基因神话到真理：我们不是任由致病基因摆布的受害者，我们能通过信念影响自己的生理机能。

第三章　/　无时无刻不在重组的大脑

我们的选择——我们在思考和想象之后得到的结果——能深入 DNA 内部，打开或关闭某些特定基因，改变大脑的神经元结构。我们的思想、想象和选择，能够塑造大脑结构和功能，这种改变能深入各个微观层面：分子、遗传、表观遗传、细胞结构、神经化学、电磁，甚至亚原子。通过我们的思想，我们可以成为自己的脑外科医生，因为，我们的选择能改变大脑神经网络。我们可以为自己做脑外科手术。

我们的思想能塑造大脑，这种科学力量被称作表观遗传学。大脑结构随心理活动而变化，这种科学现象被称为神经可塑性。

在第二章中，我介绍了表观遗传学，它证明了选择是多么重要，选择的影响力是多么明显：选择能带来生命或死亡，祝福或诅咒；我们现在做出的选择，能持续影响子孙后代。这是因为选择就是初始信号，能引发大脑和身体内部的巨变，而这些变化并不是由基因决定的。我们的思想，以及为践行思想而做出的选择，成了开启或关闭基因的起始信号。令人难以置信的是，在被起始信号激活之前，基因一直处于休眠状态；基因具有潜力，但基因必须被激活才能释放这种潜力。基因必须被起始信号解压缩（见第二章）。

表观遗传学的基础理论可概括为：你的想法和选择，会影响你的大脑和身体，你的心理健康，你的心灵发展。这些选择不仅会影响你自己的精神、灵魂和身体，还会影响你与他人的关系。事实上，你的选择甚至会影响子孙后代。

你今天做出的决定，将成为大脑中思想模式的一部分。你身体的每个细胞都携带两条染色体副本，包含了身体全部遗传信息。一个有趣的观点认为：你的大脑细胞和肾脏细胞，含有完全相同的 DNA。在子宫内，只有当关键表观遗传过程打开或关闭正确的基因时，新生细胞才会分化成一个脑细胞或肾细胞。

思想可以持续影响四代人

科学已经证明，人的思想模式可以经由精子和卵子，通过 DNA 传递下去，影响未来的四代人。

在表观遗传信号影响基因的开拓性研究中，有一个实验研究了携带 Agouti 基因的小鼠。Agouti 基因会使小鼠变胖，毛色呈现黄色，并增加癌症和糖尿病的发病率。人类体内的 Agouti 基因，与肥胖症和 2 型糖尿病有关。在实验中，携带 Agouti 基因的小母鼠，在受孕前被喂食了一种叫作甲基团的营养物质，这是一种 B 族维生素。甲基团作为一种甲基供体，抑制了 Agouti 基因的表达，结果是，这个实验组的母鼠后代都没有得肥胖症，毛色也没有变黄。在这个实验中，一个外部信号——营养甲基团——改变了遗传模式。[1]

这是一项具有里程碑意义的研究。在其之后，科学界又进行了大量类似实验，其中一些研究以人类为研究对象。研究表明，除了特殊营养物质，人类的思维模式也能改变代际遗传模式。[2]在 2003 年，人类基因组项目启动，这表明表观遗传学已经从 20 世纪 70 年代的边缘学科，上升为生物学研究的重要领域，遗传学也越来越受到学界重视。[3]

表观遗传学能够解释某些传统遗传学无法解释的科学奥秘，例如，为什么一对同卵双胞胎中的一个得了哮喘，但另一个却没有。同卵双胞胎拥有完全相同的基因，理论上，他们应该拥有一样的身体，得一样的疾病。但他们感知世界的方式和选择能力各不相同，这意味着他们拥有不同的思想，不同的反应能力，从而改变了各自的基因表达。虽然他们的基因相同，但可以通过起始信号调整基因的表达模式。这个起始信号，主要取决于人们对生活事件和生活环境的反应。这个发现意义深刻，影响巨大：我们的思维和选择，我们的反应方式，可被转换成起始信号，用来激活或停用身体内的遗传基因。

总而言之，表观遗传学的研究表明，无论是好的、美的还是坏的、丑的，基因将在后代中遗传下去，但你的大脑信号——表观遗传因素——能开启或关闭这些基因。因此，你不必依照祖先的负面模式去生活，你完全可以做出自己的生命选择，克服并调整祖先们的消极表达方式。本书第二部分将指导你如何进行调整。

表观遗传，是基因对环境信号（人的选择）的应答机制。这种基因应答机制可以通过表观遗传标记遗传给后代。但只要去掉环境信号，表观遗传标记就会失效。同样，如果你选择增加一个环境信号，比如说“我母亲患有抑郁症，因此我也患有抑郁症，现在我的女儿也患有抑郁症”，这时，表观遗传标记就会被激活。思考和述说一个担忧，就会发出一个激活信号，促使担忧变成现实。多年来，在私人实践中，在研讨会上，甚至在我自己的生活中，在家人和朋友的生活中，我一次又一次地观察到这一现象。当我们迷惑不解或困惑时，担忧会抓住我们，促使我们发出错误信号，不由自主地陷入一种糟糕的生活方式中。但别担心，这里有个好消息：你可以改变这一切。

倾向，还是命运？

改变的关键在于：父母的罪恶留下的是倾向，而不是命运。

祖先的决定所造成的倾向，你不必为其负责任。你需要对自己所继承的遗传倾向有所认识，做出审慎的评估和选择，把消极倾向消灭掉。

我们基因中的表观遗传标记，可能会使我们倾向于抽烟，倾向于吃太多不健康的食物，倾向于消极心态，倾向于患得患失。这可能会导致：肥胖基因表达得太强烈或者控制压力反应的基因无法开启，缩短你的寿命，降低你的生活质量，扰乱你内心的祥和与幸福。

此外，我们的选择（表观遗传信号）能改变基因表达（表观遗传标记），可以传给我们的子辈和孙辈，在他们出生之前，就设定好他们的遗传倾向。因此，我们的坏选择，会成为他们的不良遗传倾向。

你可以消极应对，选择接受遗传倾向，将消极倾向变成自己生活的一部分，但别忘了，你必须为自己的选择负责。接受消极遗传倾向，会发出激活信号，把你变成一只胖乎乎的黄色小鼠。如果选择积极应对，只需一个甲基团信号，就能改变后代的基因表达。同样地，只需加入一个积极态度信号，一句熟记默想的箴言信号，就能改变人体的基因表达。

你创造的思想，只有在你自己的头脑中才能清除。

人的大脑中部有一个海马体，负责处理输入信息，将短期记忆转化为长期记忆，处理空间记忆，也有助于控制我们的压力反应。

海马体内有一种使我们保持平静安宁的基因，乙酰化表观遗传标记能激活该基因，甲基化表观遗传标记则阻断该基因。科学家发现，在充满关爱和呵护的环境中，乙酰化标记会增多，说明海马体中的祥和基因表达增多，消解压力的效应在增强。一个消极选择将产生相反效果：乙酰化标记减少，甲基化标记增加，表明我们正在失去内心的祥和。[4]

因此，甲基化标记阻断基因表达，乙酰化标记激活基因表达。阻断还是激活，取决于我们选择输入何种信号。有时候，我们想要阻断和关闭有害基因，例如阻断 Agouti 肥胖症基因的表达。有时候，我们又希望激活有益基因的表达，例如海马体中的压力控制基因。无论我们激活幸福、祥和、健康，还是激活焦虑、忧虑、消极，我们都在改变大脑的物理结构。

大脑无时无刻不在重组

1930 年，圣地亚哥·拉蒙·卡哈尔[5]曾写道，神经通路是固定不变的。但现在科学家知道，人终其一生，大脑一直都拥有结构重组的神奇能力，只需动脑思考一番，就能改变大脑结构和功能。遇到困境时，如果不停地担忧，会使大脑变糟，通过思索彻底解决并消除忧虑，将让大脑变好。

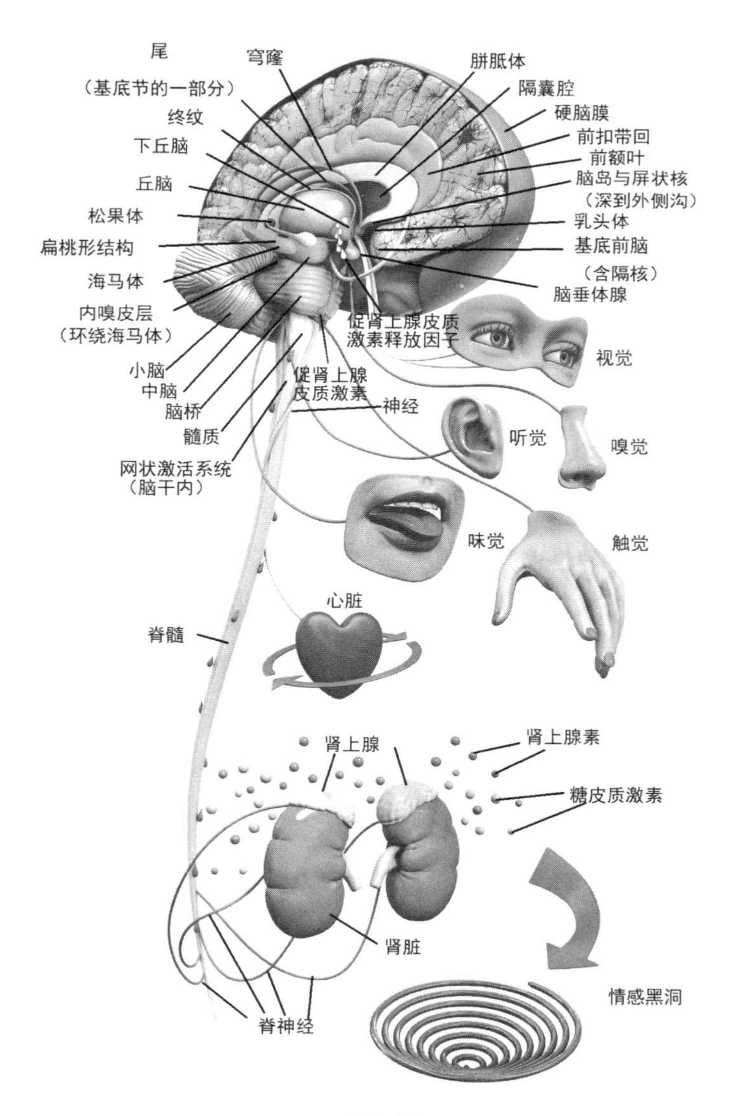
尾
（基底节的一部分）
穹窿
胼胝体
隔囊腔
硬脑膜
终纹
下丘脑
前扣带回
前额叶
丘脑
脑岛与屏状核
（深到外侧沟）
松果体
乳头体
扁桃形结构
基底前脑
（含隔核）
海马体
脑垂体腺
内嗅皮层
（环绕海马体）
促肾上腺皮质
激素释放因子
视觉
小脑
中脑
促肾上腺
皮质激素
脑桥
神经
髓质
听觉
嗅觉
网状激活系统
（脑干内）
味觉
触觉
心脏
脊髓
肾上腺
肾上腺素
糖皮质激素
肾脏
情感黑洞
脊神经

大脑内部

神经可塑性的悖论

人的神经具有可塑性，这对人体既有利又有害，因为我们思索最多的念头会成真——而我们的念头会在积极和消极之间摇摆不定。例如，在创伤后应激障碍（PTSD）的病例中，神经可塑性会对病人不利。病人经历了压倒性的心理创伤，拜神经可塑性所赐，病人的大脑结构受到震动，生活意义也被彻底改变。在强烈的心灵痛苦中，病人方寸大乱，心灵破碎，无法选择正确方式去应对内心痛苦——做出消极选择，难以自拔地沉溺在负面思想中。当病人一次又一次地沉浸在过去的悲哀中时，消极思想愈来愈深地扎根进精神世界，变成了主滤波器，屏蔽了积极思想，扰乱了大脑的正常功能。[6]记忆闪回——每天反复回想糟糕记忆——增强消极网络，让精神状态变得更糟糕、更颓丧。

利用神经可塑性

我们如何修正消极网络？在第一部分第八章中，我将提供一个简短有力的解释，一张“测地线”信息处理系统模型[7]图表。最重要的概念，就是把神经可塑性运用于正确的方向，让思维重新连接至积极思想。

我们可以在乐观精神的指引下，自主做出积极选择，将记忆引入意识之中，使之前已定型的消极记忆重新获得可塑性。这意味着，记忆的微观神经网络结构基础，开始变弱、变软、变形，能够被操控和改变。接着，将心灵创伤替换成智慧的箴言。你可以把自己想象成一个局外人，正站在一个窗口外，往自己的内心看去，你将观察到，消极创伤性记忆正在减弱衰亡，与此同时，新的积极思想正在茁壮成长。每天坚持这样的内观练习，新的积极思想会愈来愈深地扎根你的心灵。

一旦神经元得不到足够多的增强信号（回顾负面事件将提供持续的负面信号），就会分解、解体、断开，将储存在神经元网络中的情感创伤抹除。此外，某些化学物质，如催产素（结合和重组化学物质）、多巴胺（增强注意力）、5－羟色胺（增强祥和感与幸福感）开始聚集，继续削弱创伤回忆。这些化学物质都会加速神经元连接的断开和失调；如果神经元停止发射信号，原有的神经元网络也将分崩离析。这将消除原有神经元连接，重建新的神经元连接。我将在本书第二部分详细讲解此变化过程。

来自科学领域的更多鼓励

神经可塑性研究还带来了更多鼓舞人心的好消息。例如，世人普遍认为，只有在特定年龄段，人们才能习得逻辑和语言，一旦过了这个特定年龄段，相关学习能力就会彻底丧失。可塑性研究证明这个观点是错误的。[8] 有学习障碍的人，也能够改变他们的大脑，更好地感知声音。[9] 我接触过不少脑损伤病人、学习障碍者、情感障碍者，也在学校中接触过许多教师和学生，在参加过我举办的“切换思维，改变人生”心理训练班之后，他们都取得了显著的改善和提升。[10]

媒体往往夸大其词，使大众对科学领域的重大发现产生误解。媒体大肆宣扬，“你的大脑决定做某事，所以你将会做某事”，仿佛你不能自主思考。这种说法大错特错。那些相信大脑主宰思想的人，否认自由意志的存在。真相是，活跃的思想会改变大脑，大脑能被思想重塑。当我们思考时，大脑会以不同的模式和组合运作，并发生结构变化。表观遗传学的研究表明，我们的生活方式和生活环境，能够改变基因的表达方式，而且科学研究的证据表明，我们的思想并不是完全被固化的大脑结构控制。[11]

人类大脑一天中产生的能量（电脉冲），远大于地球上所有手机发出的电磁脉冲能量[12]，因此，我们有足够能量做出改变。我们的默认心智模式——我们的灵魂，我们的才智、意志、情感——无比强大和充沛，且由爱驱动。不要让媒体和医生，不要让生活中的任何人，打消你的积极心态。你有能力消除消极的负面思想。我们的思想能塑造世界。神经可塑性的精髓就在于改变。神经可塑性是一个精巧的设计，用于更新大脑。

感知很重要

我们如何感知环境，我们如何处理与环境的关系，决定了我们的健康状态和生活方式。改变感知方式，就能改变你的身体。你将摆脱束缚，成为生活的主人。

研究还表明，积极的自我陈述和自我肯定也有消极作用，自我评价极低的人士，在鹦鹉学舌般的积极自我陈述后，心态反而会更低落。[13] 但愿你不要沦为这样的悲愁人士。

世俗观念可能会告诉我们，“大脑造就思想”，但事实告诉我们，“思想控制大脑”。当你振作起精神，控制你的灵魂时，你就能达到思维的自由境界。传统观点认为，人类是机器，只需更换零件，添加化学物质；本书的观点截然不同：选择会在大脑中引发真实的变化，你可以自由选择自己的关注对象和关注方式，这将调整大脑化学物质，并改变大脑结构和功能。

科学家现在证明，你的人际关系、你如何理解和看待你的内心生活、你所生活的社区，将极大地影响大脑的运作方式。每一天每一刻，你都可以自由选择在下一刻变成一个截然不同的新我，这种选择会被脑海中你积极构建的思想网络铭记。

你拥有改变的力量

你遗传得来的经验模式，并不能决定你的本质和行为模式。你的生活方式，你的文化环境，你的信念以及周围人的信仰，你如何与周围人交往，你的信仰，你的信仰养成过程，你所接触的各种各样的人与事，言与行——所有这些吸引你注意力的事物，将直接影响你的大脑，影响蛋白质的合成，影响酶的功能，影响神经化学物质的反应方式。如果你不相信自己有能力改变思想，控制选择，你就不会有任何改变。

如果想为自己做脑外科手术，重塑脑神经系统，剔除消极思想，振作精神面貌，你必须定期进行积极思维锻炼。只有坚持积极思维锻炼，才能深刻改变大脑，彻底改变大脑的物理结构、化学成分、神经网络结构和功能。研究表明，积极的行为或心理干预是改变大脑结构的最有效方法。社会心理因素会引发心血管疾病、糖尿病和哮喘等疾病，这意味着环境因素会干涉思想，进而改变大脑，并影响身体。所以，我们一定要关注有益观念。深刻理解神经可塑性对人类的利与弊，将帮助我们获得思维的提升和改善。

第三章总结

1. 我们的思想、想象、选择，能够塑造大脑结构和功能，这种改变能深入到各个微观层面：分子、遗传、表观遗传、细胞结构、神经化学、电磁，甚至亚原子。通过我们的思想，我们可以成为自己的脑外科医生，因为我们的选择能改变大脑神经网络。我们可以为自己做脑外科手术。

2. 选择就是初始信号，能引发大脑和身体内部的巨变，而这些变化并不是由基因决定的。

3. 表观遗传学的基础理论可概括为：你的想法和选择，会影响你的大脑和身体、你的心理健康、你的心灵发展。

4. 这些选择不仅会影响你自己的精神、灵魂和身体，还会影响你与他人的关系。事实上，你的选择甚至会影响子孙后代。

5. 这是一项具有里程碑意义的研究，此后科学界又进行了大量类似实验，其中一些研究以人类为研究对象。研究表明，除了特殊营养物质，人类的思维模式也能改变代际遗传模式。

6. 总而言之，表观遗传学的研究表明，无论是好的、美的还是坏的、丑的，基因将在后代中遗传下去，但你的大脑信号——表观遗传因素——能开启或关闭这些基因。

7. 因此，你不必依照祖先的负面模式去生活，你完全可以做出自己的生命选择，克服并调整祖先们的消极表达方式。

8. 表观遗传，是基因对环境信号（人的选择）的应答机制。这种基因应答机制可以通过表观遗传标记遗传给后代。但只要去掉环境信号，表观遗传标记就会失效。同样，如果你选择增加一个环境信号，表观遗传标记就会被激活。

9. 改变的关键在于：父母的罪恶留下的是倾向，而不是命运。祖先的决定形成的倾向，你不必担负责任。你需要对自己所继承的遗传倾向有所认识，做出审慎的评估和选择，把消极倾向消灭掉。

10. 当你选择错误时，海马体上的基因会被激活，以抑制压力反应。

11. 科学家们现在知道，在人的一生中，大脑一直都拥有结构重组的神奇能力，只需动脑思考一番，就能改变大脑结构和功能。

12. 人的神经具有可塑性，这对人体既有利又有害，因为我们思索最多的念头会成真——而我们的念头会在积极和消极之间摇摆不定。

13. 我们如何感知环境，我们如何处理与环境的关系，决定了我们的健康状态和生活方式。改变感知方式，就能改变你的身体。你将摆脱束缚，成为生活的主人。

第四章 / 一种自然且必要的能力

安抚内心，集中注意力解决当下的问题，追溯思想脉络，剔除阻挡你前进的烦恼念头，这些是你应有的强大能力。在现今这个繁忙时代，我们却因错误的教导，舍弃了这种自然且必要的能力。说其自然，是因为这种能力内置于大脑结构之中，允许大脑审视并调节混乱的烦恼念头；说其必要，是因为这种能力能放松精神，使我们能调整心态，聆听教诲。当我们主动以这种方式调节自己的思想时，我们就不再冷漠和疏离。

20 世纪 70 年代以来的研究显示，有规律地审视并调整我们的思想，而不是任由各种思绪在脑海中横冲直撞，能够深刻地改善我们的感觉方式和思维方式。这种积极变化会体现在认知、情感层面，也会体现在神经层面。[1] 我的研究表明，自我引导的深度思考，能大大改善认知功能，增强情感平衡力。[2]

调节并控制自己的思想，勇敢地走出第一步，放下外界施加给自己的心理负担，开始享受生活。

当你客观地审视自己的思想，剔除困扰你的烦恼念头时，你已经开始集中注意力，消除消极思维，在大脑中重构新的健康回路。

审视思想有益于大脑神经结构重组

当你做出理智决定，向着积极乐观的方向集中注意力时，你将改善自己的身心健康。有目的地审视并梳理自己的想法，可以控制大脑的感官处理、大脑神经网络重组、神经递质、基因表达和细胞活动。积极向上，还是消极沉沦，你必须做出选择。

审视思想的益处，远超20世纪70年代科学家们的想象。我接触的那些抑郁症患者，迈向治愈的第一步，就是集中注意力，去努力审视他们的消极想法："我做不到。""太难了。""从来没成功过。""我不够聪明。"审视并剔除这类消极思想，意义极大。放任这些负面想法在脑海中乱窜，可能导致间歇性的抑郁发作和绝望心态。

一项有趣的研究显示，某种被称为"朊蛋白"的蛋白质，有点像"化身博士"。化身博士通常比喻一个冠冕堂皇的好人，内心却隐藏着邪恶的一面。当一个朊蛋白发生分子折叠时，就会变成朊病毒，引发神经退行性疾病，导致与疯牛病相似的可怕症状。但现在科学家们发现，在神经突触（神经信号经由神经突触，从一个神经细胞传递到另一个）中聚集着大量朊蛋白。朊蛋白能帮助人建立稳固的长期记忆；朊蛋白对神经可塑性也很重要，当我们思考和学习时，神经可塑性允许大脑结构发生变化，并重构新的神经网络；最后，朊蛋白参与生成神经。[3] 在大脑中，当朊蛋白响应积极信号时，就能创造美妙的奇迹；当朊蛋白响应消极信号时，就会造成恐怖的灾难。若混乱的头脑中充满了横冲直撞的消极思想（焦虑、担心、恐惧、恐慌、慌张，等等），就会不断发出错误信号。

另一个恶性循环的例子

压力是理解抑郁症和心脏病之间关联的关键词。研究表明，40%~60% 的心脏病患者也患有抑郁症，30%~50% 的临床抑郁症患者有罹患心脏病的风险。[4]

不去审视和剔除这些消极想法，会导致负面思想被构建到大脑神经结构之中，这可能导致抑郁心态，使身体承受第二阶段的强大心理压力。作为回应，免疫系统会制造一类叫作细胞因子的蛋白质，其中包括白细胞介素 –6，引发一种积极的炎症反应，来保护大脑和身体，对抗心理压力。如果心理压力未被控制住，抑郁会加深，心理压力会进入第三阶段。随着时间推移，炎症反应会大大加剧，将导致动脉硬化和心血管疾病。

问题的根源在于没有审视和剔除那些消极想法。阻止这种消极循环，能减轻和改善许多病症的症状。最近的研究表明，通过学习如何处理和审视这些消极思想，主动调控心理压力（调节身体反应，剔除消极思想），可以帮助易患精神分裂症和其他神经精神障碍症的人群增加抵抗力。[5]

每天只需 5 到 16 分钟

研究表明，每天 5 到 16 分钟，沉浸于受引导的深度反思，剔除消极思想，能改变大脑额叶状态，使我们获得更积极的精神状态，形成更乐观的人生观。[6]

我们有强大健全的思想。当我们专注沉思，剔除消极思想时，我们将聚精会神于一个目标。这会给你一股助推力，帮你恢复心理平衡状态。如果没有这个推动力，消极思想肯定会介入，篡夺你的思想并颠覆你的心理平衡状态。

我们的本真仁爱，本就完美

现在，科学能够证明我们生而仁爱；而恐惧，则与消极仇恨相连，并非人类的本来面目。这意味着，人类的天性是一种开朗、积极的乐观主义。我们生而自由，可以自行选择对与错，但当你做出糟糕选择，或者沉溺于消极想法时，大脑神经回路会被扭曲，从而影响大脑的正常功能。

可幸的是，人类可以观察审视自己的思想，并剔除那些消极思想。不可低估这种功能的重要性，因为研究表明，绝大多数心理和生理疾病，致病根源来自我们的思想生活，而不是环境和基因。[7]

一个混乱的头脑充斥着源源不断的忧虑、恐惧和扭曲的观念，会引发心灵和身体的退化。我们必须审视并剔除所有的消极想法，才能接近我们的本真。

第四章总结

1. 大脑结构允许我们审视并调节混乱的烦恼念头。
2. 允许大脑审视并调节混乱的烦恼念头是必要的，能使我们放松精神，调整心态，聆听教诲。
3. 当我们主动以这种方式调节自己的思想时，我们就不再冷漠和疏离。
4. 20 世纪 70 年代以来的研究显示，有规律地审视并调整我们的思想，而不是任由各种思绪在脑海中横冲直撞，能够深刻地改善我们的感觉方式和思维方式。
5. 有目的地审视并梳理自己的想法，可以控制大脑的感官处理、大脑神经网络重组、神经递质、基因表达和细胞活动。积极向上，还是消极沉沦，你必须做出选择。

6. 若混乱头脑中充满了横冲直撞的消极思想（焦虑、担心、恐惧、恐慌、慌张，等等），就会不断发出错误信号。

7. 研究表明，每天 5 到 16 分钟，沉浸于受引导的深度反思，剔除消极思想，能改变大脑额叶状态，使我们获得更积极的精神状态，形成更乐观的人生观。

第五章 / 冥想：重启你的大脑

人的大脑通过一系列协调性神经元网络来运作，换成科学术语来说，大脑是一个整体性功能组织，这意味着大脑所有部分都相互连接，相互协作，互相影响。

在无意识大脑中，每天 24 小时不间断地发生着占主导地位的大脑内在活动。在无意识大脑中，我们思考、选择、构建、对思维进行排序。甚至当我们休息时，在无意识大脑中仍然持续发生着高耗能的思维活动。无意识大脑中的信息和内在活动，驱动着我们进行有意识的思考，并形成我们的言行。所以，无意识大脑中的思想活动是我们所有言行的根源，我们可以通过主动思考，有选择地往无意识大脑中植入根源性思想。

研究显示，当我们进入一种受引导的安宁状态——专注的内省状态时，我们就能增强无意识内在活动的效用。研究表明，当我们通过集中注意力、建构记忆、主动学习或者参与任何一种能唤起幸福等积极情绪的有益活动，进入受引导的安宁状态时，脑波中的 γ 波会增强。PET 扫描和脑电图记录显示，产生幸福感和祥和感的那部分脑区会增大。[1]

大脑的组织网络

在我们大脑深处，这些协调性神经元网络群相互平衡，整合成一体，忙碌地协作运转，使大脑一直保持着高水平思维活动，从不停息。借助与生俱来的初始神经网络，这些协调性神经元网络群，构建起大脑的内在精神世界。当大脑反省或深思，陷入受引导的安宁状态或遐想状态时，内在精神活动会变得特别活跃。

初始神经网络就像一个管弦乐队指挥，在大脑不同的神经元网络和脑区之间，提供时间信号，协调活动，帮助大脑做好准备，以便对外界做出意识反应。例如，初始神经网络模式能在大脑做以下工作时在神经元网络中进行协调：

- 脑力活动时；
- 形成记忆以及集中注意力时；
- 帮助我们确定注意对象；
- 动作感知，结合人体感觉反馈神经系统，协作大脑控制身体动作。

当你的大脑陷入内在活动，处于一种受引导的安宁状态，例如反省、思考、遐想、睡眠、深思甚至麻醉时，在无意识头脑中，诸多协调性神经元网络一直在相互窃窃私语。无意识水平上持续不断的信息交换和思想构建，所消耗的能量比有意识思维活动要多 20 倍。当大脑进入意识警觉状态时，大脑整体能量消耗将增加 5%。事实上，位于大脑深处，从不发射任何外部信号的无意识思考回路，其能量消耗量占大脑整体消耗量的 60%～80%。而在无意识回路中，发生的都是初始神经网络活动。[2]

灵活性

这些协调性神经元网络有一个重要属性，叫作“反相关”，这意味着我们可在不同的神经元网络之间来回切换。[3] 例如，当我们进行灵活的创造性思考时，我们能够一边思考，一边捕获想法并控制思路，在两个神经元功能网络间自由切换。这种功能非常棒，正是我们所需要的。

我们需要这种灵活性，来应对日常生活。我们无法控制生活事件和生活环境，但我们可以控制自己对事件和环境的反应方式。控制我们的反应，需要灵活思维。功能多样化和思维多层次的神经元功能网络群，赐予了我们灵活思考的能力。这样的大脑设计，是为我们服务，而不是控制我们。

关闭是为了开启

有趣之处在于，当大脑切换到初始神经网络模式时，我们并不是关闭了所有思维活动，然后保持静默。恰恰相反，我们关闭其他思维活动，是为了开启一种新的思维状态，让我们获得一种全新的视角、智慧、机会。在这种思维状态中，大脑关闭了与外部的连接，开启了与内部的连接。

在这种深层思维活动中，相关的神经元网络群依然保持活跃，神经元网络群之间的信息交换和互动仍然活跃，但这是一种截然不同的思维活动，更加专注，更加内省。因此，当我们的大脑进入安宁回路时，实际上，我们并没有彻底宁静下来，而是进入一个高度睿智、自我省察、受指引的思维状态。我们进入这种思维状态的次数越多，我们与内心深处精神本我的接触就越多。

当我们切断与外部世界的意识联系时，就进入了一种念力集中的状态。我们首先会切换到初始神经网络模式。当一个人做白日梦、内省或者沿着某个积极有序的主旨，在脑海无数思绪中尽情漫游和徜徉时，初始神经网络会更加高效。这是一种受引导的思维状态，意识向内深度聚焦，屏蔽嘈杂喧嚣的外部世界。

在这种受引导的安宁状态中，你向着内心聚精会神，你反省自我，你的思维似乎放慢了速度；实际上，你的精神世界愈加充沛丰满，思考正在加速，你的思维跃迁到了一个更高层次。当你暂停外部活动时，以这种新的模式思维，你会进入一种受引导的安宁状态，你会超越之前那颗有限的知觉大脑，超越之前那种变动、混乱的浅层意识。

初始神经网络模式，曾经被认为是大脑中的暗能量，当我们自我反省时，大脑即被激活，进入了一种更高级的思维状态。脑成像实验表明，当一个人处于受引导的安宁状态时，能侦测到一种持续不断的背景脑波活动。[4]受引导的安宁状态，包括回忆、深思、想象和自我反省；在受引导的安宁状态中，包含着一种思维能力，能帮助你专注于某一特定记忆，从不同的角度思考问题，去广泛探索各种可行性解决方案。这种能力对于规划未来有非常重要的作用。[5]

初始神经网络模式中如果发生了脑区间的错误连接，会导致各种各样的神经信号异常，甚至可能导致各种神经功能障碍，诸如阿尔茨海默病和精神分裂症，等等。科学研究已经揭示，阿尔茨海默病患者的大脑中，萎缩和死亡的脑区与初始神经网络的主要脑区是相互重叠的。抑郁症患者的初始神经网络脑区和情感脑区中，神经连接会大面积萎缩。精神分裂症患者的大脑中，初始神经网络脑区许多区域的活动水平会高于常人。[6]

定期冥思者——我是指那些善于自律，善于聚精会神，常常反思自己的生活方式，捕捉并反省所有想法和念头的人——他们的初始神经网络脑区更活跃，所涉及的神经元功能网络群之间有更多的信号交换和互动。[7]这意味着大脑活动更活跃，有更多的突触分支，思想之间有更多的整合与连接，这意味着更高的智力、智慧、幸福感。此外，还有其他额外的好处，如提高身体免疫力，增强心血管健康等。

当我们祷告、捕捉并反省自己的思想、背诵经典文章时，我们会进入深度冥想状态。当我们深度分析和处理信息或学习知识或工作技能时，也能激活深度冥想状态。我们是拥有高度智慧的存在，永远都不该低估人类思想的伟大。唯一能束缚我们的，只有我们自己。

浸染在日常生活的喧嚣嘈杂中，我们很可能会陷入思维混乱状态，大脑内部的神经化学反应和电磁场一片混乱，仿佛失控思维在做无尽的循环和螺旋。当我们激活初始神经网络时，就像在大脑中举行了一场安息日仪式，暂停了纷乱的有意识思考，让我们沉浸在心灵深处。它就像一种精神的重新启动，让我们与精神本我重新相连。

大脑的安息日

事实上，如果我们不能定期放缓节奏，进入受引导的安宁状态，过度的生活嘈杂会损坏大脑的自然功能。研究显示，当我们长期不自律、不反省，不去激活初始神经网络时，我们可能会陷入自卑、抑郁、忧愁、焦虑甚至身体欠佳，并且会过于纠结，会强迫自己去记忆一些琐碎信息。遇到困难时，我们会过于担忧问题本身，而不是积极寻求解决方案，我们会惊慌失措，无法从容应对。事实上，没有初始神经网络的积极参与，信息处理往往会出错，处理不当的信息，会继续传递给其他神经元功能网络，引发其他额外问题[8]，诸如记忆障碍、思维模糊、焦虑、抑郁以及神经精神障碍等症状。

积极任务神经网络

在一切事物中，都存在秩序和平衡，在大脑中，也有积极任务神经网络（TPN），来补足和平衡初始神经网络。积极任务神经网络支持决策所需的积极思维。[9]因此，当我们聚精会神，激活初始神经网络时，我们的思维模式会自然而然过渡到积极的决策制定进程，并激活积极任务神经网络，促使我们采取行动。在21天切换思维计划中，我把这种在深思熟虑之后采取的行为称为“积极作为”。关于大脑的研究，尤其是关于思想如何形成的研究[10]显示，想要完成打破消极思维、建构积极思维的华丽转变，行动是不可缺失的关键环节。

初始神经网络活动和积极任务神经网络活动的连接方式以及两种活动之间的互动平衡状态，是非常精巧并发人深省的。当我们陷入消极思想时，初始神经网络活动会大幅增加，积极任务神经网络活动则剧烈减少，导致两个系统间失衡，并引发不良情绪和抑郁沉思，弱化大脑的问题解决能力。这会让我们感觉迷糊、困惑、消极和沮丧。

大脑服从思想

通过脑成像技术，研究人员发现，抑郁症患者的初始神经网络活动异常活跃。[11] 其他研究则表明，抑郁症患者的大脑前内侧皮层活动频繁。[12] 这意味着，抑郁症患者的深度思维活动比较多，这虽然是一个好迹象，但因为大脑后内侧皮层活动的减少，平衡状态被打破，大脑反而陷入了混乱。当大脑后内侧皮层活动减少时，大脑活动开始失衡，你将无法围绕相关记忆主题进行清晰具体的思考，而是迷失在无数纷乱的记忆碎片之中。[13]

这意味着，当人的沉思退化成胡思乱想时，负面思维会大幅增加，这将损害大脑，让你失去选择美好生活的能力。积极内省所激发的初始神经网络状态，本意是为了帮助思考者的各个脑区积极协作，解决问题，在这时却导致了消极失调的压抑心态，而且还会进一步引发忧愁、焦虑、抑郁。

让人高兴的是，当你在积极理念的引导下，进行深度的自我反省后，你很快就能恢复平衡状态。[14] 你的感知和思维被迅速改善，这不仅仅归功于初始神经网络与积极任务神经网络之间的活动恢复了平衡，还因为能使大脑通过各种复杂神经回路来协调许多个内部网络和脑区，因此，一种积极的级联效应，能迅速贯彻整个大脑。这是一种神奇的自愈能力。

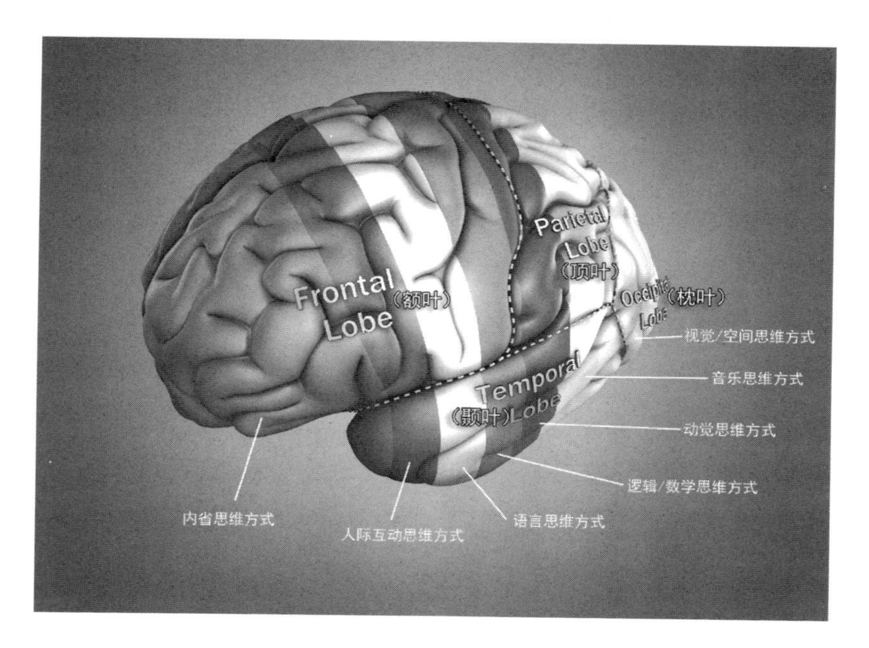

七种思维方式的工作区域

消极思维的后果

本书中，我一直在高喊一个响亮的警告：消极想法会在大脑中引发异常反应，并导致各种身心异常症状。科学研究清楚表明，有抑郁症病史的人，某些脑区和脑神经回路的运作方式异于常人，例如可感知社会可接受行为模式的前颞叶，可感知错误行为模式的大脑膝下区。[15] 他们的想法、他们做出的选择，以消极方式改造了他们的大脑，他们并没有承认错误并谋求改正，而是沉溺于内疚和自责，使原本积极的诱因导致了消极的心态。[16]

其他有关强迫症[17]和精神分裂症[18]的研究显示，当人的思维受到控制时，大脑的确从消极状态切换到了积极状态。一些科学家甚至认为，这些精神症状的起因，正是消极思想所酝酿的负面情绪击垮了患者的心理防线。由于思想能改变物质，这种消极想法会重塑大脑神经网络结构。

精神分裂症患者的大脑中，丘脑和前额叶皮层活动明显减少，这会影响记忆和行为的灵活性。他们的决策和情感功能脑区也有异常活动。通过研究从青少年时期就显露精神分裂症状的患者，发现患者某些功能脑区的活动异常活跃，造成有害的剧烈压力反应，从而导致结构功能受损与衰退。如果我们不帮助儿童和青少年合理应对心理压力，过大的心理压力会导致他们脑损伤，进而导致更严重的病症。[19]

其他研究显示，曾遭受虐待的女性所生的孩子患自闭症的可能性要高出60%。研究人员提出，虐待经历会长期影响女性的生理系统，如免疫系统和压力反应系统，因而增加了产下自闭症儿童的可能性。[20]这些妇女是消极思想和巨大心理压力的受害者，虐待经历将会持续影响她们的第二代甚至第三代。自闭症通常有家族遗传的倾向，根源就在于此。这个研究表明，切换至正确积极的思维意义重大，不但能改善正常人的生活方式，也能帮助某些精神疾病患者，尤其是心理创伤的受害者，让他们获得新生。

切换思维

专心致志，深思熟虑，以平衡方式激活初始神经网络活动和积极任务神经网络的活动，捕捉并梳理自己的思想，能让你构建积极健康的生活，拥有祥和安宁的内心。

在 21 天切换思维计划中，我会凭借切换思维 5 步学习法则，教您如何将注意力集中于某个简单元素。当所有外界活动暂停、内心宁静下来的那一刻，是我们与精神本我建立连接的完美时刻。在这种状态下，你的意识自我开始理解那些你的精神本我早已知道的真相。

通过改善我们的思维模式，营建一种更自律、更专注的思想生活，我们可以建立起健康的神经网络结构，能够更好地捕捉并梳理我们的思想，来应对快节奏、高压力的现代社会生活。当你有意识地引导自己的注意力时，你的思想会更有力量，能以出人意料的方式提升大脑的积极状态。改善大脑最有效的方法，是每天坚持不懈地进行分步骤思维训练——采取一种勤于思考的生活方式，改善大脑的功能，使大脑能更灵活。

你的思想、智慧、意志、情感，总会在某种程度上改变你的大脑。刻意地、自律地、专注地去体验正确的思想，是切换思维、改变人生的关键。

第五章总结

1. 大脑通过一系列协调性神经元网络来运作。在无意识头脑中，诸多协调性神经元网络一直在相互窃窃私语。

2. 大脑一直保持着高水平思维活动，从不停息。借助与生俱来的初始神经网络，这些协调性神经元网络群，构建起大脑的内在精神世界。当大脑反省或深思、陷入受引导的安宁状态或遐想状态时，内在精神活动会变得特别活跃。

3. 当这些协调性神经元网络群运作正常，我们会陷入一种专注的内省冥想状态，提升智力水平和健康状况。

4. 当我们进行灵活的创造性思考时，我们能够一边思考，一边捕获想法并控制思路，在两个神经元功能网络间自由切换。

5. 当我们进入安宁状态，当我们捕捉自己的思想，当我们提升大脑的智力水平时，我们能增强与生俱来的初始神经网络，改善大脑功能和身心健康。

6. 积极任务神经网络，可以补足和平衡初始神经网络。积极任务神经网络支持决策所需的积极思维，其活动和初始神经网络活动之间的平衡状态越稳固，我们的思考和决策就更显睿智。积极任务神经网络活动的行动节奏“积极作为”，是构建积极思想、改造大脑的必要步骤。

7. 初始神经网络模式中如果发生了脑区间的错误连接，会导致各种各样的神经信号异常，甚至可能导致各种神经功能障碍。

8. 消极思想会产生错误连接，导致初始神经网络活动大幅增加，积极任务神经网络活动剧烈减少，使两个系统失衡，并引发不良情绪、抑郁沉思，弱化大脑的问题解决能力。这会让我们感觉迷糊、困惑、消极和沮丧。

9. 当你有意识地引导自己的注意力时，你的思想会更有力量，能以出人意料的方式提升大脑的积极状态。

第六章 / 停止一塌糊涂的多任务模式

现代快节奏、高压力社会的流行病之一，就是多任务处理，进一步导致了“匆忙症”和时间管理强迫症。多任务模式其实是一个由来已久的迷思。我们真正在做的，是将注意力从上一个任务迅速转移到下一个任务，这将导致两个恶果：（1）我们并没有投入足够多的注意力去切实理解信息、参与任务、解决问题;（2）削弱了关注力的力度和效果。我称之为“一塌糊涂的多任务模式”。

由来已久的迷思

注意力严重不足，思想生活质量低下，这种状况与大脑预设的结构功能完全背道而驰，将导致一定程度的脑损伤。每一次慌乱、零碎、低效的思想切换，就像在剧烈震荡你的大脑细胞和突触。这种“一塌糊涂的多任务模式”所导致的轻率和注意力缺乏，常常被错误地标记为注意力不足过动症（ADD）和注意力缺陷多动障碍（ADHD），这样的人常常被施以完全不必要的药物治疗，简直是火上浇油。如果我们不回到深度理智的关注模式，这种糟糕境况还会愈演愈烈。

与“一塌糊涂的多任务模式”相比，深度理智的关注模式到底是什么模式?

有一个非常有趣的现象：人体内每一个细胞都与心脏相关联，心脏由大脑控制，大脑则由思想控制。所以我们的想法和念头，会影响我们身体的每一个细胞。

上一章我们探讨过，人类是有高级智慧的存在，能捕捉并反省自己所有的想法和念头——你觉得惊讶吗?人类每次只应全神贯注地关注、倾听、注视、思考一件事情。

140 个字符的推特

毫无疑问，人类的这种关注、思考模式与现代社会的信息处理模式格格不入，Twitter 上无数的微博客信息，Facebook 上无数的好友状态提醒，Instagram 上无数的新共享图片，不停地轰炸着我们的感官，其实已经完全称不上是一种享受。而所谓的社交媒体专家告诉我们，信息应该被切割成比特碎片，一个接着一个，源源不断地涌向受众，无须顾及受众的信息消化速度与能力。

这已经不是信息刺激，而是信息轰炸。我们的注意力已经减少至 140 个字符，并沉迷于不停地寻找下一条有趣信息。现在的学生已经无法静坐下来，安安静静地读一本书，自由放飞想象力。

在进一步探讨多任务模式造成的危害之前，我想告诉读者们：我相信社交媒体在社会、商业、生活中起着重要作用。如果我们以正确、平衡的方式使用，社交媒体是一个非凡的通信工具。我赞同科技进步，但如果使用方式不正确，好工具也会带来恶果。

关键在于平衡

问题的关键在于平衡。当我们深思时，我们的大脑会以健康的思维模式、神经回路和神经化学反应来回应，但当我们匆匆浏览多个信息源时，大脑不会给予积极回应。多任务模式会在我们大脑中引发混乱，使灵魂彻底远离和谐状态。

科学家们发现，过去的十年里，美国年轻人在多任务模式上耗费的时间，增加了 120%。权威杂志《普通精神病学档案》（*Archives of General Psychiatry*）的一份报告显示，青少年时期同时沉浸于多种电子媒体——例如一边玩电脑游戏，一边时不时瞄几眼电视——也许会增加成年时的早期抑郁和焦虑倾向，尤其是男性。[1] 考虑到现在的青少年平均每天有 8.5 个小时沉浸于电子媒体的多任务状态，我们应当尽快做出改变。[2]

社交媒体爱好者或成瘾者？

另一个争议是：你或你的孩子到底是一个社交媒体爱好者，还是一个社交媒体成瘾者？这是一个非常现实的问题。挪威的研究人员开发了一种新仪器，称作卑尔根 Facebook 成瘾计[3]，用于测量一个人对 Facebook 的上瘾程度。社交媒体已经像电视一样普遍，充斥于我们的日常生活，这个研究表明，多任务处理社交媒体可以像毒品、酒精、化学物质成瘾一样，使人欲罢不能。

在社交网络媒体上拥有大量网友的人，可能会令别人印象深刻。但根据一份新报告，一个人社交网络上的网友越多，社交媒体越有可能成为这个人的一种心理压力来源。[4] 社交媒体也会造成不良消费倾向，因为多任务模式会妨碍清晰的思考和决策，降低自我控制能力，导致冲动购买和不良饮食规律。为了维系社交网络中的形象，为了获得网友的赞美，会产生炫耀或攀比的冲动，盲目、过度消费，导致信用卡债务水平较高，信用评分较低，负债进一步增加心理压力，导致暴饮暴食、肥胖指数升高——这些都归因于自我控制能力低下。[5]

多任务模式会降低我们的注意力，使我们越来越容易走神。

这将削弱我们的判断力和决策力，导致疏忽大意。深度睿智的思维模式，则能培养深思熟虑的习惯。这要求我们热忱、专注地参与外界事务。我们需要提高自身的思想意识水平，花足够多的时间去理解和反思。

从多任务模式切换到深度理智的关注模式，我们的大脑中究竟会发生哪些深刻变化？让我们看一看下面的一些科学研究。

在 2012 年，华盛顿大学的研究小组做了一个有趣的项目，研究冥想训练对人在多任务工作时的状态的影响。他们发现，在进行冥想训练之后，研究对象的负面情绪会减弱，能更长时间地继续执行任务，注意力得到改善，多项任务之间的切换方式也更有效、更有条理，而不是任意随性切换，时间利用效率也更高。[6] 这些结果令人兴奋，而我自己发起的项目也取得了类似发现。[7]

我的研究

在研究中，我发现，创伤性脑损伤（TBI）患者以及有学习和情感障碍的学生和成年人，一旦采用深度理智的思考模式，他们的认知和情感功能就能获得惊人的提升。我放弃了所有的传统疗法，用一种自己研制的新技术来培训他们，并引导他们将这种新技术应用于日常生活。他们的注意力、专注力、理解力、切换思维效率、总体生产质量和效率，几乎立刻就取得了显著提升，甚至连情绪也发生了积极变化，其中改善最明显的是自我驱动力和自尊。随着时间推移，他们的认知和情感功能仍然在持续改善中。一旦踏上了一条健康积极的思维路径，他们就会持续向上攀登。

在接下来的20年中，这种技术改善了成千上万病人和客户的精神状态。其实当我开始走上这条道路时，这种技术完全违背我所受的传统学术训练。后来我运用积极动机和专注力来指导和激励自己，继续深入研究思想的形成过程。我的研究最终总结出了切换思维5步学习法则，教导人们如何聚精会神，培养积极思维方式，提升大脑的专注力度，使我们的思维免受外界嘈杂信息的干扰。

作为认知神经科学领域的一名交流病理学家，我发现深度理智的关注模式，不仅仅能改善行为。你的一言一行，全都源于你大脑中的一个想法。你思考，然后你行动，行动结果会返回并影响最初的思想，并进一步改变所有相关的思想。行动和思想之间，会形成一种动态互反馈连接。如果你的思维不在状态（或者说处于“消极”或“负面”思维），那么你的言行也不在状态，反之亦然。

科学家已发现证据

科学家们已发现证据，比起多任务模式，深度理智的关注模式更高效。[8] 深度理智的关注模式，能以积极方式激活前额叶皮层（略高于眉毛部位的头骨后面），令人更聚精会神，更少分心，减少任务之间的任意切换，并使任务切换更有效，减少情绪波动，提升整体工作效率。

科学家们还发现，深度理智的关注模式，能改善神经网络内部和它们之间的神经元连接，特别是位于大脑前部和中前部的神经网络。[9] 其他研究人员发现，当一个人专心致志于某一个特定刺激信号时，大脑皮层中与这个信号相关的神经元网络会活跃起来。[10] 我们也可以转移注意力，降低相关神经元网络的活跃度，从而重构大脑皮层的神经元网络结构。

决心是关键

在 20 世纪 90 年代，当许多神经科学家报道专注力的力量时，我也发现，当患者充满希望，坚定、坚持地集中注意力，努力提升身心机能，恢复受损功能时，奇迹真的发生了。例如，我有一个患者，在初中一年级遭遇车祸，脑部严重损伤。神经学专家和其他医生告诉她的父母，不要抱有幻想，她以后只能是一个植物人。甚至当她通过努力，把学业水平恢复至四年级水平时，医生仍然在说，那是她的极限。幸运的是，她和她的家人并没有听医生们的丧气话，而是集中注意力，继续追逐她的目标。她下定决心，不仅要挽回事故造成的损伤，还要赶上同龄人，和他们一起完成高中学业。她专心致志于自己的目标，努力学习，不懈奋斗，结果，她在自己的大脑中构建起了新的神经元功能网络。

她向我述说她的目标和愿景，我们共同努力，一步接着一步，缓慢但坚定地向目标迈进。有时，她也想过放弃，但她总会振作起来。努力的结果显而易见：她不仅追赶上了同龄人，还继续完成了高中学业，并进入大学校园继续学习。在疗程结束后，我们进行了各种各样的行为和神经心理学测试，并把测试结果与事故发生前的水平做了详细对比，她的感知能力和智力水平不但已经完全恢复，还大大超越了之前的水平。[11]

积极地思考前景，我们就能构想自己的未来。我们的大脑可能烙有过去的印记，但仍能被未来的愿景所重塑。想象一个积极的未来，能缓解过去的痛苦。信仰能激励我们去追求未来的远大目标。希望带来期望，期望带来内心的和平、兴奋、健康，从而促进身心健康。

额外好处

深度理智的关注模式还有一个额外好处，就是增加大脑沟回面积。沟回是一个可爱的词，意味着大脑皮层产生更多折叠。这些折叠形成的额外褶皱，能让大脑更快地处理信息、更快地决策，并提高记忆力。[12]研究人员发现，增加最多的是脑岛沟回，脑岛是一个神奇的结构，它将思想、情感和自律融为一体。[13]这些研究再次表明，人应用深度理智的关注模式的次数越多，大脑的物理结构就越能得到提升。显然，在深度理智的关注模式中，有三个功能脑区［1. 注意力监测；2. 工作记忆（背外侧前额叶皮层）；3. 思想（脑岛）和感觉监测］得到的提升最有力。[14]

还有更多的研究证据，我就不一一列举了。总之，当我们捕捉并反思自己的思想时，大脑内部会发生积极的神经网络结构变化。这会让我们的思维方式更冷静缜密。然后，我们才能进行正确的任务切换，有效地监控我们的注意力、感情和思想，获得更高效的行动力。

第六章总结

1. 多任务模式是一个由来已久的迷思。
2. 我们真正在做的，是将注意力从上一个任务迅速转移到下一个任务，这将导致两个恶果:（1）我们并没有投入足够多的注意力去切实理解信息、参与任务、解决问题；（2）削弱了关注力的力度和效果。我称之为“一塌糊涂的多任务模式”。
3. 这种多任务模式所导致的轻率和注意力缺乏，常常被错误地标记为注意力不足过动症（ADD）和注意力缺陷多动障碍（ADHD），常常被施以完全不必要的药物治疗，简直是火上浇油。

4. Twitter上无数的微博客信息，Facebook上无数的好友状态提醒，Instagram上无数的新共享图片，不停地轰炸着我们的感官，其实这完全称不上是一种享受。

5. 所谓的社交媒体专家告诉我们，信息应该被切割成比特碎片，一个接着一个，源源不断地涌向受众，无须顾及受众的信息消化速度与能力。这已经不是信息刺激，而是信息轰炸。

6. 多任务模式会降低我们的注意力，使我们越来越容易走神。这将削弱我们的判断力和决策力，导致疏忽大意。

7. 科学家们已发现证据，比起多任务模式，深度理智的关注模式更高效。

8. 我发现，当患者充满希望，坚定、坚持地集中注意力，努力提升身心机能，恢复受损功能时，奇迹真的发生了。

第七章 / 量子物理学与思想的力量

在之前的章节中，我们阐述了思想活动——由感知力量驱动的思维活动——是建构大脑的设计师。在人类完善自我的过程中，思考和选择发挥着核心作用。量子理论将思想、选择和科学连接在一起，是当代最重要的物理理论。

思考和选择，是宇宙中的强大力量，是人类的非凡能力，应当珍惜，并正确使用。

三个不同的世界

第一个世界是人类用五种感官感知到的感官世界，第二个世界是电磁和原子的世界，第三个世界是亚原子量子世界。量子世界突破了笛卡尔—牛顿机械主义世界观的藩篱，人类不再是部件可任意拆换的机器，非线性时间、平行时空等革命性概念，大大激发了人类的想象力。

正当人类觉得自己无比聪明，已经解开了所有世界之谜时，突然，无数新思维涌了进来，颠覆了四平八稳的方程式，也彻底颠覆了经典物理学。因构建量子理论而荣获1918年诺贝尔奖的德国理论物理学家马克斯·普朗克，曾说过一句很有意思的话："科学在一次次的葬礼中进步。"[1]

量子物理学解释了亚原子粒子（自然界最小粒子）的工作原理。量子的本义是"能量子"，量子物理学解释了电磁波（例如光波）和基本粒子的工作原理。量子力学是一种数学框架，用来描述这种能量的性质和工作原理。

使用量子物理学，科学家可以描述、预测和量化我们如何在各种各样的选项中做出选择。量子物理是一种使用数学公式来测量或描述自由意志的方法。从本质上说，量子物理认为：

- 你的意识会影响亚原子粒子的活动方式；
- 粒子在时间中同时向后和向前移动，并同时出现在所有可能出现的地方；
- 宇宙是由超光速信息传输联结为一体的。

量子理论颠覆了经典物理学的传统观念，人类不再是巨大机械装置中的一个小小齿轮，人类具备自由意志，人类的自主选择能深刻影响物理世界。[2]这种现象叫作观察者效应：观察者决定了可能性的塌缩方向。在量子宇宙中，当我们（观察者）通过观察行为，影响现象、空间和时间时，我们就把可能性变成了现实。换言之，思想改变了物质。

下面举个简单的例子，来说明观察者效应。每一天，当你面对嘈杂的日常生活时，你面临诸多选择和可能，从早上穿什么到如何回复刚刚收到的邮件。在任何一个时刻，你都面临着无尽可能的选择，最终做出选择的，是拥有主观思考能力的你。因此，所有的可能性，最终在你的思考之下，塌缩成一个明确的选择："早餐吃鸡蛋。""这封邮件的语气不会让我气馁。""我今天不会说我做不到。"当你做出选择时，你就把可能性塌缩成了现实。谎言之父撒旦会用一千种消极可能性来干扰你，但你须牢记，可能性本身没有力量。当你相信谎言，将消极的可能性塌缩成现实时，谎言才会发挥威力。恶就是这样诞生的。

自由意志——量子物理学的理论基础

人拥有自由意志；人通过受自由意志指引的专注思考，做出自主选择；人的自主选择，会在现实世界中产生影响和后果。这三点正是量子物理的理论基础。人的一个自主行动也将对身体产生健康方面的影响。

让我们继续讲解量子物理学的四个基本要素：关注、思考、选择、后果。举个例子，该过程如下：

1. 信息：医生发来信息，通知你血液测试的结果已经出来了，让你尽快回电。
2. 思考：很多个想法萦绕在你脑海中，选项一是担心："医生说尽快！是不是有坏消息？万一我得了……"担心变成了担忧，变成了沮丧恐慌，很快你就开始盘算葬礼哀乐应该选哪一首。选项二是否认："这只是常规告知，等我有时间，我会回电的。"选项三是信任："我确信，我的身体非常健康。对我来说，任何检查报告都无所谓。"
3. 选择：最终你选择了一个选项。如果你选择恐惧，恐惧思想将深深植入你的大脑，你会变得郁郁寡欢："我病了。"
4. 后果：你突然感觉不舒服，觉得自己快死了。

新的信息和结果：你回电，医生说检查结果一切正常，你的感觉突然又变好了（也许还感觉自己有点傻）。

身体会忠实执行精神和灵魂的意志。因此，你所专注的思考会改变你的大脑结构，并进一步影响你的言行、你的身心状态。[3]

量子物理学有多个定义。1927年由哥本哈根学派尼尔斯·玻尔（Niels Bohr）提出的定义，被认为是量子理论的初始定义[4]：人类主体做出的自由选择是一个主观可控变量。换个简单的说法，就是人类能够控制自己的选择。量子力学可以用来证明，思考和选择是真实存在并可衡量的。[5]你的感知方式、你的思维方法、你的关注方式，都会改变你的大脑功能。

应用这个原理，你可以摆脱破坏性思想和行动，戒除坏习惯，培养好习惯。

量子芝诺效应

我热爱量子物理学，最让我感兴趣的量子物理学原理是量子芝诺效应（QZE）。QZE 是一种产生学习效果的重复努力。当你一遍又一遍阅读、思考、书写……不断重复时，你就能加深见识和理解，集中起注意力，促进神经细胞生长。一遍又一遍地刺激脑神经突触，将开启某些基因表达，增强相关的神经突触和蛋白质，因此，你大脑中的神经元会重新排列并协同工作。这种深度、重复、专注的智力活动在大脑中引发的结构变化，可被大脑成像技术观测到。[6]

根据你的关注对象和关注方式，量子芝诺效应会改造你的大脑结构，并进一步引发行为模式的改变。因为我们的行为由植入大脑中的观念决定。有选择地关注通过五官搜集的信息，将重构大脑的物理结构，刺激特定大脑回路的活动水平。

我在研究和临床实践中，遵循大脑构建思想的规律，总结了一套组织严密、设计合理的系统方法，来培训教师和学生们，帮助他们集中注意力。这个系统方法，包含收集相关信息，反复阅读，反复思考，一遍又一遍地抄写检查，确保正确无误，大声朗读，并亲身实践。我称之为切换思维 5 步学习法则。在我的博士学位课题研究中，对照组是一组来自传统学校的学生，他们使用基础学习技术和传统教学法。一旦我将切换思维 5 步学习法则介绍给实验组的学生，他们的学分就会显著提高。我以英语、数学、历史、科学[7]这四个科目的测试分数为评判标准，结果显示，学生们的元认知和认知能力提高了 35%~70%。这些学生转变了态度，认识到坚持和努力能实现进步，锻炼自己的意志，挑战自己的成见，能带来改观。通过这个培训，他们懂得了思维改变大脑结构的原理，并将这一原理运用于自己的学习过程。实验组学生的成绩显著提升，证明了这个方法确实有效。这正是量子芝诺效应在起作用，在其他研究中，在我所接触的患者的生活中，在我的孩子们的生活中，甚至在自己的生活中，我曾多次见识到量子芝诺效应的神奇作用。我已经成功地为诸多客户实施相关提升培训，其中最年幼的 3 岁，最年长的 78 岁——他曾是一位飞行员，想要改换职业，成为一名注册会计师。

在培训课程的第一课，我会做一些基础讲解，说明智力是不断发展的，只要善于重构自己的大脑结构，任何人都可以变得非常聪明。这节课程中，我还会简单介绍大脑的运作机制，学习记忆的构建过程、神经可塑性原理。我着重解释了一个重要事实：人类可以控制自己大脑的发展，努力学习和挑战自我，能帮助大脑生长出更多脑细胞。一旦学员们发现真相，开始为自己的学习负责，他们便会焕发出极大的学习主动性和热情。

斯坦福大学的心理学家卡洛尔·德维克博士得出了类似的结论。她发现：那些认为智力可以提升的学生，能不断提高自己的数学成绩；那些认为“智力天生，无法改变”的学生，数学成绩则会不断下降。然后她进行了对比实验，一组学生只接受了基本学习技巧训练，另一组学生则被告知，体验新奇和挑战未知将重构并改善大脑结构。在学期结束时，那些参加过“神经科学微型课程”的学生，数学成绩明显高于对照组。[8]

量子纠缠法则

所谓量子物理学的纠缠法则，是指如果两个粒子的距离够近，那么它们会变成纠缠状态。两个纠缠态粒子无论相隔多远，无须物理连接，其中一个改变，另一个也会同时发生改变。纠缠态是一种普遍性质，宇宙中一切事物、一切人都息息相关，相互影响。

哪怕你不知道我的存在，你仍然会影响我的生活。我们都是这个世界的一部分，所以这种互联性是自然存在的。因为纠缠法则，你的意图、你的愿望、你对他人说的言语，会间接影响到我。事实上，人纠缠得如此深刻，我们的意图不仅能改变自己的DNA 分子，也能改变别人的 DNA 分子。心数基金会资助的一个实验证明，发自内心并有意图地投射向他人的积极情绪，确确实实能改变双螺旋DNA链的折叠和展开方式。而且，实验表明，积极和消极的情绪/意图，均能影响DNA链。[9]其他研究表明，发自内心的强烈意图，即使每天只持续30秒，日积月累，也将改变自己的命运，并深刻影响其他人的生活，这影响力不仅涉及这一代，还将波及未来三代。[10]

人们的生活彼此关联、纠缠，这种状态也在大脑结构中有所反映。当我们看别人笑、哭、喝咖啡时，大脑中的“镜像神经元”会活跃起来。贾科莫·里佐拉蒂的研究团队在1995年首次发现了“镜像神经元”的存在。[11]通过“镜像神经元”，即使不通过正常的感觉——感知神经回路来实际调动五种感官去感知外部信号，我们也能启动大脑活动。移情是一种了不起的天赋能力，能帮助一个人认同并间接理解另一个人的内心体验，使人际交流更加真实，更有意义。[12]当我们同情他人时，除了小小的、奇迹般的“镜像神经元”在活跃，许多不同脑区也在密切合作。同情他人是一种强大的力量，深深根植于大脑内部结构深处，同时跨越了感知世界、电磁世界、量子世界。

人类不断深入物质结构内部探索，接连发现了分子、原子、夸克、轻子、玻色子；现在，物理学家又提出了一个更小的物质概念——组成夸克的前子。物理学家也提出了一种全新的弦理论，认为构建物质的最基础粒子，是极其微小的振动弦，比前子更微小。一位科学家甚至把前子描述为时空扭结成的辫子。[13]如果前子真的存在（我个人相信其存在），前子会小得难以想象，才能塞进一个夸克中，而夸克本身乃是目前已知的最小的物质粒子，尺寸几乎可以忽略不计，而弦比夸克更微小。[14]

思想的速度超越光速

当电子从一个轨道跃迁到另一个轨道时，仿佛是瞬间完成的，我们完全观测不到跃迁轨迹，也没有任何跃迁时间间隔。

科学家们说，思想信号也是超光速传递的，且经典物理学无法解释这种现象。若非如此，你如何解释我们的意志和祈祷对彼此的影响，如何解释态度消极的人给你带来的糟糕感觉呢？

还记得吗？我在前面谈到过，大脑镜像神经元能映射彼此的情感，促进移情。在我们之间传递的这种无形信号，这种神秘能量，可以用量子物理学解释。

海森堡不确定原理是一个背离经典物理学的激进理论，它用模糊性取代了已成为教条的确定性。

例如，人类作为独立于系统之外的观察者，施加了一个不可预测的影响。不仅仅人类行为不可预测，不可预测性一直延伸到物质微观结构中，电子 / 光子的位置和动量无法同时被精确测量；基本粒子具备波粒两重性，既不是粒子，也不是波。至于更微小、更难以捉摸的夸克、玻色子、前子和弦，更是无序地散布整个宇宙。

第七章总结

1. 存在着三个世界，第一个世界是人类用五种感官感知到的感官世界，第二个世界是电磁和原子的世界，第三个世界是亚原子量子世界。
2. 量子世界突破了笛卡尔—牛顿机械主义世界观的藩篱，人类不再是部件可任意拆换的机器，非线性时间、平行时空等革命性概念，大大激发了人类的想象力。
3. 量子物理学理论，截然不同于经典物理学，详细解释了自然界最小粒子——亚原子粒子的工作原理。
4. 量子的本义是“能量子”，量子物理学解释了电磁波（例如光波）和基本粒子的工作原理。
5. 量子力学是一种数学框架，用来描述这种能量的性质和工作原理。
6. 量子物理学的基本理论认为：
   - 你的主观意识会影响亚原子粒子的活动方式；
   - 粒子在时间中同时向后和向前移动，并同时出现在所有可能出现的地方；
   - 宇宙是由超光速信息传输联结为一体的。

7. 量子理论提出了五个主要观点：
    - 能量不是连续流，而是微小的离散单位。
    - 量子具备波粒两重性，行为模式既像粒子又像波。
    - 基本粒子做随机运动。
    - 在同一时间内，不可能同时精确探测到同一个粒子的位置和动量。就是说，要想精确探测位置，就会干扰其动量值；要想精确探测其动量值，就会干扰其位置。
    - 原子世界迥异于我们生活其中的日常世界。
8. 量子理论颠覆了经典物理学的传统观念，人类不再是巨大机械装置中的一个小小齿轮，人类具备自由意志，人类的自主选择能深刻影响物理世界。这种现象叫作观察者效应。
9. 量子理论的哥本哈根诠释认为，粒子的性质取决于你的测量行为。这意味着我们的感知方式决定了测量结果；我们通过已植入大脑中的观念（记忆），来感知世界。
10. 量子芝诺效应（QZE）是一种产生学习效果的重复努力。
11. 量子物理学的纠缠法则：如果两个粒子的距离够近，那么它们会变成纠缠状态。两个纠缠态粒子无论相隔多远，无须物理连接，其中一个改变，另一个也会同时发生改变。纠缠态是一种普遍性质，宇宙中一切事物、一切人都息息相关，相互影响。

12. 思想信号能够超光速传递，经典物理学无法解释这种现象。这意味着思想能控制物质，是一种创造性力量。

13. 人类作为独立于系统之外的观察者，施加了一个不可预测的影响。不仅仅人类行为不可预测，不可预测性一直延伸到物质微观结构中，电子/光子的位置和动量无法同时被精确测量；基本粒子具备波粒两重性，既不是粒子，也不是波。至于更微小、更难以捉摸的夸克、玻色子、前子和弦，更是无序地散布整个宇宙。

第八章 / 改变元认知，改变自动化思维

大脑并不是机械式的输入输出装置，人类也不是机械式的输入输出机器。你并不是一台被动回应外部世界的计算机。大脑的根本功能是为了回应思想。大脑拥有出色的结构设计，能够执行精神和灵魂的意愿。大脑内部活动是人类一切事物和文明的起源。

思想的力量

在研究中，我花了很多年研究、开发、证实了一个理论，可用来解释思想的原理，或者说，可以解释思想的形成过程，以及思想对大脑、身体和心灵的影响。在研究和治疗工作中，我曾多次应用这个理论。[1]

请仔细阅读 88~89 页中的“测地线”信息处理系统模型图，

这将帮助您详细了解思想形成的过程。

我的理论，把人类的认知过程划分为三个层次：（1）潜意识元认知层次；（2）意识认知层次；（3）符号化输出层次。

潜意识元认知层次

潜意识元认知层次在图片的最左边。人 90%~99% 的思想行动，包括思维和思想构建，都发生在这个层次。潜意识元认知层次每天 24 小时不停运作，每秒发生 4000 亿次思维活动，为意识认知层次提供驱动力。

意识认知层次

介于中间的意识认知层次，多达 10% 的思想行动发生于此，每秒约发生 2000 次思维活动。潜意识元认知层次控制意识认知层次。意识认知层次则控制符号化输出层次（终端输出），符号化输出是指你展现给外界的言行举止，是你思考的结果。意识认知层次在我们清醒时运行。

符号化行动层次

符号化输出层次与五种感官紧密结合，表达自我，感知世界，连接外部自然世界和内部心理世界。

这张图片（见 88 页和 89 页图）中示意的信息处理模型首尾衔接，运作不息，形成一个完美循环。外部信息，通过五种感官被意识认知层次有意识地接收，然后进入潜意识元认知层次——如果你关注这些信息，开始思考并选择——这个新形成的思想会激活基因表达，引发蛋白质制造，被存储入大脑的神经网络结构中。这个被构建入大脑神经网络中的新思想，又会反过来影响你的意识认知层次和符号化输出层次，如此循环不息。

21 天切换思维计划

你最关注、思虑最深的念头会不断滋长，围绕着特定思想的思维循环转得越勤越快，思想就越巩固越丰富。这就是第七章提及的量子芝诺效应在起作用。人体需要 21 天左右[2]才能制造所有必要的蛋白质，建立并巩固一个长期记忆。

这就是我把切换思维计划的周期设定为 21 天的原因。只实践一次思想，绝对不可能改变大脑结构。必须反复巩固，量子芝诺效应才会生效。你的潜意识大脑每天都在发生无数思维活动。普通人一般只能坚持 4~5 天就放弃了，于是尚未巩固的记忆会分崩离析，耗散成热能。简而言之，就是被遗忘了。

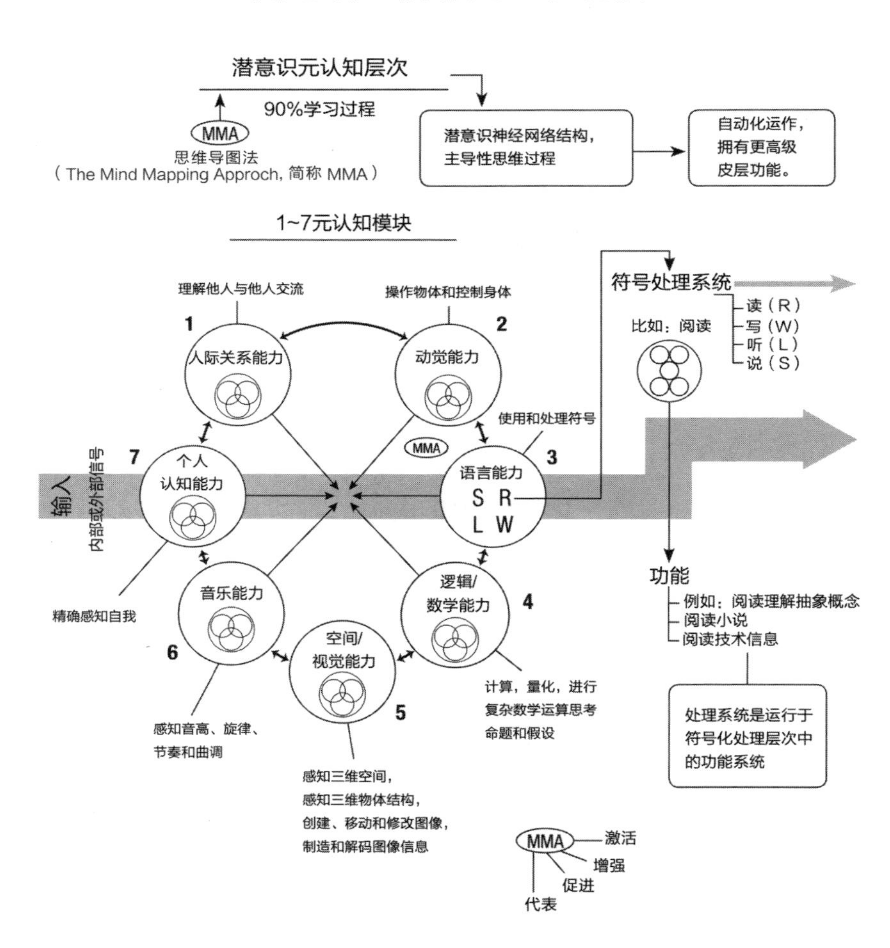

“测地线”信息处理系统模型
潜意识元认知层次
90%学习过程
MMA
思维导图法
（The Mind Mapping Approch，简称 MMA）
潜意识神经网络结构，主导性思维过程
自动化运作，拥有更高级皮层功能。
1~7元认知模块
理解他人与他人交流
操作物体和控制身体
1
人际关系能力
2
动觉能力
使用和处理符号
MMA
7
个人认知能力
3
语言能力
S R
L W
输入
内部或外部信号
精确感知自我
6
音乐能力
逻辑/数学能力
4
空间/视觉能力
5
感知音高、旋律、节奏和曲调
计算，量化，进行复杂数学运算思考命题和假设
感知三维空间，
感知三维物体结构，
创建、移动和修改图像，
制造和解码图像信息
符号处理系统
比如：阅读
读（R）
写（W）
听（L）
说（S）
功能
例如：阅读理解抽象概念
阅读小说
阅读技术信息
处理系统是运行于符号化处理层次中的功能系统
MMA
激活
增强
促进
代表

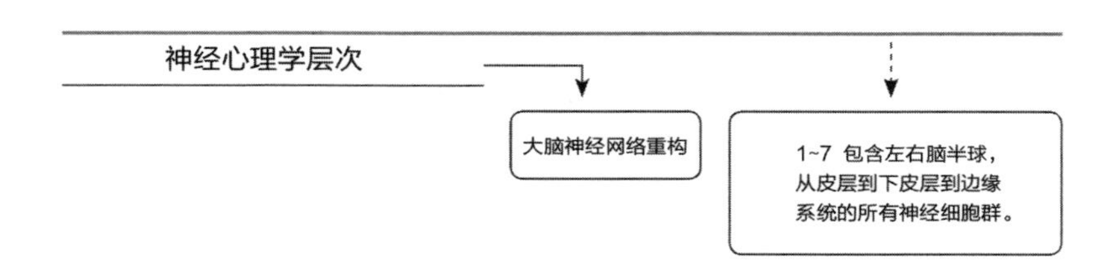

神经心理学层次
大脑神经网络重构
1~7 包含左右脑半球，从皮层到下皮层到边缘系统的所有神经细胞群。

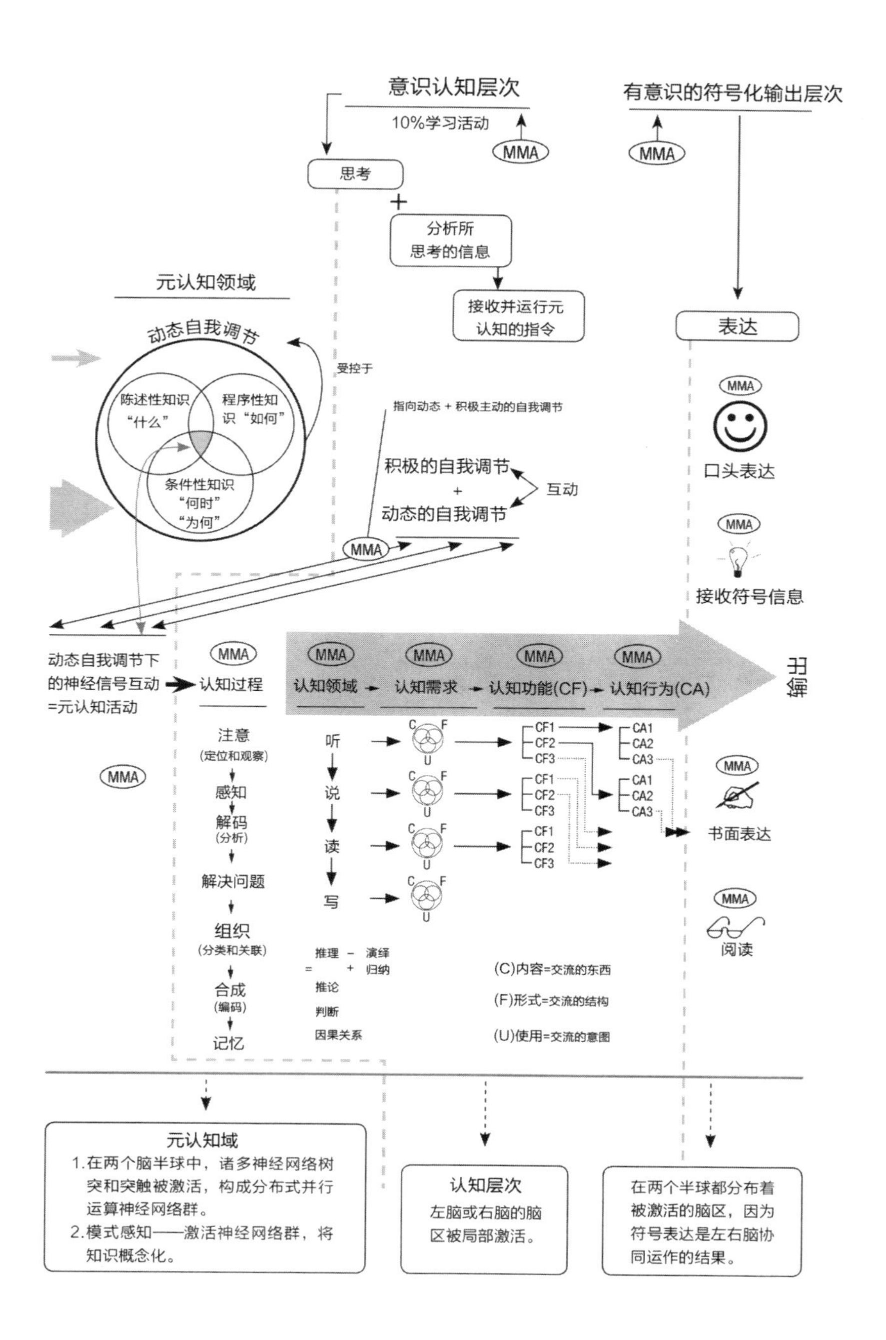

意识认知层次
10%学习活动
MMA
有意识的符号化输出层次
MMA
思考
分析所思考的信息
接收并运行元认知的指令
表达
元认知领域
动态自我调节
陈述性知识“什么”
程序性知识“如何”
条件性知识“何时”“为何”
受控于
指向动态 + 积极主动的自我调节
积极的自我调节
+
动态的自我调节
互动
口头表达
接收符号信息
动态自我调节下的神经信号互动=元认知活动
认知过程
注意（定位和观察）
感知
解码（分析）
解决问题
组织（分类和关联）
合成（编码）
记忆
认知领域
认知需求
认知功能(CF)
认知行为(CA)
输出
听
说
读
写
C F U
CF1 CF2 CF3
CA1 CA2 CA3
书面表达
阅读
推理 = 演绎 + 归纳
推论
判断
因果关系
(C)内容=交流的东西
(F)形式=交流的结构
(U)使用=交流的意图
元认知域
1.在两个脑半球中，诸多神经网络树突和突触被激活，构成分布式并行运算神经网络群。
2.模式感知——激活神经网络群，将知识概念化。
认知层次
左脑或右脑的脑区被局部激活。
在两个半球都分布着被激活的脑区，因为符号表达是左右脑协同运作的结果。

情感冲动

在符号化输出层次，外界的事件和环境信息会刺激我们的感官，引发强烈的情感冲动，但我们不必被这种冲动冲昏头脑。要知道，外界的事件和环境信息会以电磁场和量子的形式，进入我们的思维和大脑。记住，我们无法控制日常生活中的事件和环境，但我们可以控制自己的反应。不要冲动，放慢节奏，深思一下。

我们的五种感官收到信息，几乎能立刻激活情感反应，但如果我们不假思索，冲动情绪将会主导我们的行动。因此，我在第一章中重点论述了“人类能够控制自己的反应”，这个观点非常关键，这会帮助你妥善处理情感冲动。

当前的神经科学和量子物理学研究已经证实，思想能改变大脑。神经科学家还创造了“自主神经可塑性”这个术语，来描述“深度思考能改变大脑结构和功能”这种现象。大脑塑造有两个方向，积极塑造会产生积极行为，消极塑造会产生消极行为，这完全取决于我们的精神状态是积极还是消极，这种现象被称为“可塑性悖论”。

仇恨与谎言会损坏大脑结构

当我们扭曲爱和真理时，仇恨与谎言会损坏我们的大脑结构，造成切切实实的脑损伤。这不是夸张，因为我们的大脑是为了爱而构造，而不是为了恐惧，因此，所有的神经网络——神经化学物质、神经生理结构、神经生物结构、电磁场、神经突触微观结构——全都是为健康思想而构建，而不是为消极思想。如果我们允许自己产生恐惧，恐惧就会在我们的大脑中制造混乱和破坏。[3]

例如，一项研究表明，当强迫症患者纠结于一个问题，陷入深深的忧虑之中时，相关功能脑区会出现异常[4]：规划和执行策略的侧前额叶皮层活动会低于正常水平，内侧眶额叶皮质的活动却会异常活跃（这意味着患者的决策能力受到了损伤），此外，杏仁核的活动也会低于正常水平，导致患者无法正确评估情感意义。一旦研究人员通过严格的心理指导来疏导病人的忧虑，所有这些消极大脑活动就会立刻得到改善。

如果你回顾我的"测地线"信息处理系统模型图表，横线之下就是我已详细描述过的神经层次。上方的三个层次都是在描述思想活动，底层基础层次则表明，思维活动导致了大脑结构的变化。因此，我的理论属于认知神经科学领域。

我的理论显示，大脑的运作依赖多个神经功能脑区和多重并联神经网络的共同协作，这意味着神经元之间存在许多相互连接。[5]从本质上讲，测地线信息处理理论是在描述思想的形成过程，描述了我们如何思考、选择、构建思想以及思想对大脑结构和行为模式的影响。我们的选择，能够从无到有、创造新的思想。这是认知神经科学的基本原则“思想—大脑结构互动机制”在起作用。

根据理论和研究，我制订了21天切换思维计划，旨在帮助你提高思考力和选择力，提升幸福和健康水平。我们可以选择仁爱与真理，在大脑中创建一个积极思想宇宙，也可以选择仇恨与谎言，在大脑中创建一个消极思想宇宙。这是人类的一种不可思议的力量：思考、选择，并创造。

思想自动化与骑自行车

经过一段时间（2~3个21天周期）的反复思考，专注于某个选择，新思想就会进入潜意识元认知层次，成为人自我认知的组成部分。这个过程被称为思想自动化。

思想自动化的一个简单例子就是学骑自行车。最初很难，你摇摆不定，跌跌撞撞。但是，当你下定决心，反复练习——积极运用量子芝诺效应——集中注意力，一心一意改进自己的动作时，突然有一天，你就能安安稳稳地骑行了。掌握骑行技术，似乎意味着你不必再去思考骑行步骤和动作要领，因为现在对你来说，骑行已是自然而然的事。但实际上，你仍然在无意识地思考着骑行步骤和动作要领——是不是有点绕，请继续耐心读下去。

当你一心一意投入学习，反复练习时，随着时间推移，你将创建一个非常牢固的神经网络。一旦通过重复和集中练习，深刻掌握技能，这种技能就会从意识大脑（认知层次）深入潜意识大脑（元认知层次）。即使你没有去思考骑行步骤和动作要领，但每当你跨上自行车时，相关思维活动就会活跃在无意识大脑中，指导你熟练地骑行。每一次骑行，相关思维活动也会进入意识领域，获得“柔韧性”（可塑性和可变性）。当你骑过一段崎岖山路，当你加速跳过一段木头，试图追赶遥遥领先的儿子时，这些新鲜的体验和经验，会刺激大脑生长出新的神经突触，促进大脑结构和技艺不断良性发展。每一次骑行经历，都会丰富你的“自行车思想”。

思想自动化是生活的基本原则

思想自动化原则适用于生活中每一件事，因为你的一切言行举止，都源自脑海中的一个想法。这意味着，只有先构建思想，才能收获行为，就像先种下树苗，才能收获果实。思想产生的言语、动作、行为，就好比树苗生长成的树干、树枝、树叶、花朵、果实。潜意识元认知就像深埋在地下的根须，滋养着意识认知这棵大树，支持着它每天 24 小时不停地生长[6]。

你的潜意识元认知，充满你一生中形成的所有思想，形成了你的人生观基础。你所做的 99% 的决定，都基于你所构建并自动化、位于潜意识元认知层次的思想基础。[7]如果一个人的潜意识元认知大脑中充满负面消极思想，这个思想基础会决定其日常行为模式，产生一连串消极言行。这是元认知层次影响认知层次，并进而影响符号化输出层次的完整过程。

消极的反面显然是积极。"人之初，性本善"，我们的思想基础都是健康积极的，但在后来，通过糟糕的选择，远离了积极思想。大多数时候，人是积极和消极的混合体，每个人的比例各不相同。

你不能坐等幸福和健康从天而降，凭空到达积极的思想境界，你必须通过自主选择来实现这一点。你必须选择摆脱消极思想。你可能深受生活中每个小挫折的打击，你也可能接受生活中诸多可能性的激励，生活喜忧参半。消极还是积极，取决于你的选择。

第八章总结

1. 测地线信息处理理论是在描述思想的形成过程，描述了我们如何思考、选择、构建思想，以及思想对大脑结构和行为模式的影响。
2. 大脑的运作依赖多个神经功能脑区和多重并联神经网络的共同协作，这意味着神经元之间存在许多相互连接。

3. 我们的选择，能够从无到有、创造新的思想。我们人类，通过选择摒弃了其他可能性，创造了唯一的现实，决定了潜意识元认知状态，并进一步决定了意识认知状态和符号化输出行动。

4. 根据理论和研究，我制订了 21 天切换思维计划，旨在帮助你提高思考力和选择力，提升幸福和健康水平。

5. 我们可以选择仁爱与真理，在大脑中创建一个积极思想宇宙，也可以选择仇恨与谎言，在大脑中创建一个消极思想宇宙。这是人类的一种不可思议的力量：思考、选择，并创造。善或者恶，取决于我们的选择。

6. 经过一段时间（2~3 个 21 天周期）的反复思考，专注于某个选择，新思想就会进入潜意识元认知层次，成为人自我认知的组成部分。这个过程被称为思想自动化。

7. 你的一切言行举止，都源自脑海中的一个想法。

8. 潜意识元认知，充满你一生中形成的所有思想，形成了你的人生观基础。

第二部分

升级你的大脑

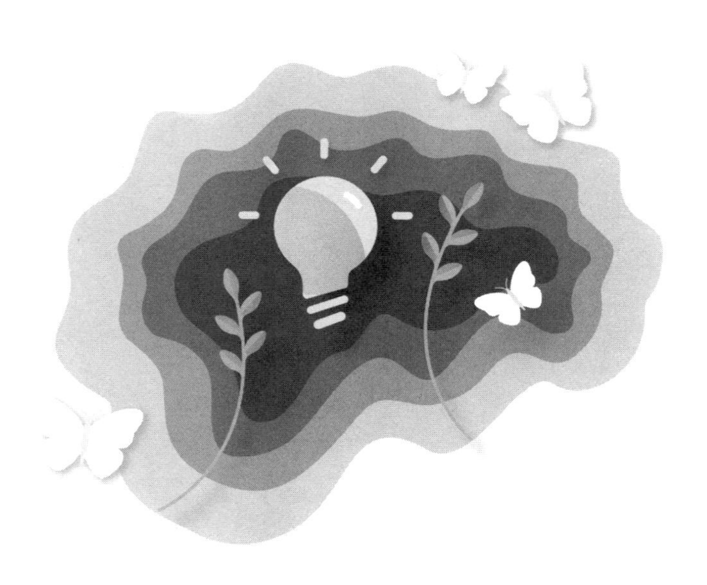

第九章 / 21天切换思维计划

请切记，要成为一个幸福、睿智、健康的人，取决于我们的自主选择。要真正实现这一点，不是靠故作奋勇、强装欢颜，也不能采用鸵鸟政策，假装问题不存在，一切都万事大吉。要真正实现这一点，必须利用大脑神经的可塑性，通过自主选择，来重构、更新我们的思想。这是一种积极的生活方式，带领我们找回初心，重返我们本真里面的善与美。

我们可以自主选择自己的幸福，而不是让被动习得的灌输思想和冲动情绪来定义我们的幸福观。我们需要构建积极的思想体系，为自己鼓劲，重返正轨。我们此时此刻的所思所想决定了我们现在的幸福，但这种应得的幸福，却总是被我们已有的错误思想和观念所阻碍。

尽管21天切换思维计划的制订，是基于严格科学原则，但它并不复杂，是一个好用而有效的简单工具。它会帮助你成为一个幸福、睿智、健康、祥和的人——不但能改善你的生活，也能改善你所爱之人的生活。要想切换思维，你必须牢记：你的思想能够改变你的大脑结构。因此，你必须遵循大脑的运作规律，有意识地在潜意识层面构建一个积极思想。记住，是你控制大脑，而不是大脑控制你。

为了在无意识层次有效构建积极思想，并使之进入意识层次，进一步改善行为模式，你应当每天坚持践行“切换思维 5 步学习法则”。这是根据测地线信息处理理论，根据思想形成的科学原理而精心打造的“分步思维训练”。这是我在十多年前，基于复杂的脑神经科学，以及思维形成的动态过程，在理论研究和临床试验中不断探索和开发的，经过大规模实验，它确实能帮助人们成功提升思考力和学习力，是疗效真实、显著的心理辅助技术。

简单 5 步，开启切换思维疗程

切换思维 5 步学习法则的核心是专心致志、按步骤练习直至熟练进行深度睿智思考，以此来打破消极负面思想，建立健康积极思想，打造一个积极思维大脑，让你成为一个幸福、睿智、健康的人。根据正确的时间规划，每天坚持践行，切换思维 5 步学习法则将变成你的思维方式，更新你的思想，带来真正的改变和自由。

我非常乐于与大家分享这一理论和流程，因为它的的确确给践行者带来了深刻改变，让践行者过上了快乐积极的健康生活。

20 世纪 90 年代早期，我在研究中发现：无意识元认知思想，比意识认知思想更强大。当你深度思考时，无意识大脑高度活跃，意识中的记忆将获得可塑性，这意味着你可以改变、重塑记忆。我还发现：经过重塑的记忆，在返回无意识层面后，会变得更复杂。你并不只添加了简单细节，而是重新构建了记忆，这种重构可以是积极的，也可以是消极的。这就是科学家们所谓的“创造性记忆重构”。[1]

作为一个个体，你能够改变自己的精神世界和情感模式。通过深度思考，你可以积极重构自己的思想，并进一步更新头脑中的知识结构。

这些研究结果最近又获得了新的支持，麦吉尔大学教授卡里姆 · 纳德主要研究创伤后应激障碍（PTSD）创伤，并完成了开创性的记忆研究，证明人类可以更新自己的思想。他的实验表明，从意识层面召唤回忆，能让回忆获得可塑性，记忆的情感色彩可以被重塑或改变。因此，当记忆从无意识层次进入意识层次时，就会获得可塑性，容易被更改。[2] 这个发现，与我的研究结果完全一致。

我的治愈病例

我的一些治愈病例，就是使用了这个深度思考、切换思维疗程，取得了振奋人心的疗效。接受该疗程的脑损伤患者，智力测试成绩平均提升了 110%~140%。参加切换思维 5 步疗程，坚持 21 天左右，疗效就会开始显现。这个疗程不但能提升智力测试成绩，还能显著提升智力、情感和社会技能。有一个因车祸而脑损伤的病人，在神经心理学能力测试中，竟然获得了比事故前更高的得分。通常情况下，脑损伤患者的智商会下降 20~30 分，但相比事故前的正常智商，这位患者的智商却提高了 20 分。

在 12 个月的治疗过程中，她的记忆力显著改观，并获得了持续改善。她继续自己的学业，直到大学毕业进入职场，各项大脑健康指标一直在改善。临床观察表明，她条理性极强，同学们和同事们一直都把她当成健康的普通人。

这是一项重大的成就。统计显示，接受传统疗法的创伤性脑损伤患者，只有三分之一能回到之前的生活方式，找到工作。相比之下，我的非传统治疗方法，切换思维 5 步疗程，能从元认知层次和认知层次，改善人的智力、情感、心理功能。更振奋人心之处在于，我的方法能有效改善患者的日常生活技能，并保持持久疗效。

在治疗创伤性脑损伤（TBI）病人的同时，我也辅导过有学习困难的特殊学生，学习能力正常但希望更上一层楼的普通学生，希望获得学术进步和职场晋升的成年人。在我的博士学位研究项目中，我发现：接受过深度思考、切换思维疗程之后，教师和学生们在认知、学术和心理素质等方面都获得了显著提升。我利用切换思维 5 步学习法则，培训了成千上万的教师和治疗师，而他们又把这个疗程介绍给了成千上万的学生，并同样获得了巨大的成效。

全心全意，发现转机

甚至在我的祖国南非，在极其艰苦的生活和教育条件下，我的方法也获得了成功。多年前，我曾在当地学校中进行心理辅导。这里的学生们家境贫穷，有时候甚至好多天都得饿肚子。大多数孩子来自单亲家庭，甚至父母双亡，大人们不是死于艾滋病，就是被谋杀。他们住在肮脏的贫民窟里，70% 的孩子遭遇过殴打、性虐待、心理虐待——但当我在学校中开设切换思维课程时，他们的学习热情一下子被点燃了。

虽然我以授课的方式进行辅导，但听过这些引导课程后，那些勇敢的孩子突然认识到，他们可以改变自己的思想，超越此刻的困顿生活，他们可以利用自己的神奇心灵和大脑，改变生活困境。尽管在这间破教室里，只有一本教科书和一块老旧的黑板，挤着一百个饿着肚子、浑身脏兮兮、饱受身心创伤的孩子，但孩子们认识到，学习是一个令人兴奋的机会，他们愿意待在学校努力学习。他们渴望学习，甚至能静坐几个小时，全神贯注地听课，几乎一动不动，好像要彻底吸收我说的每一句话。与这群身着破烂衣衫，但心怀宏伟思想的孩子相处，是我的荣幸。从他们身上，我看到了选择的力量和深度，看到了深度思想改变大脑结构的生动案例。

这并不是沉重负担

一些拜访南非索韦托当地学校的研究人员，将这些神奇的孩子与哈佛大学的学生进行对比。[3]结果显示，95% 的索韦托孩子说自己热爱学习和做作业；相比之下，哈佛大学约 80%（5 个里面有 4 个）的学生患有抑郁症，精神萎靡，干什么都提不起劲。[4]这真是令人震惊的对比！要知道，哈佛大学拥有世界上头脑最聪明的人，设施华丽，经常被奉为典范学校。

当你选择消极的思想，把学习当作沉重负担时，你就错失了生活的机会。当你选择积极的思想，把学习当作珍贵机遇时，你会发现人生的良机。

在过去的十几年里，我在研究和工作中遇到了很多振奋人心的案例，某些案例前文已略作描述。这些案例中的人坚定地选择改变，追求卓越；他们不被生活困境所阻挠；他们不屈服于压力，不满足于现状；他们选择了改变，他们奋勇向前。

你愿意选择改变吗？想要重构和复兴精神世界，选择积极生活方式是最温和的改造方法。我的 21 天切换思维计划，将会帮助你实现愿望。

第九章总结

1. 你必须选择积极思想，才能获得快乐和健康。每个人都可以通过思维训练，成为一个幸福、睿智、健康的人。
2. 我们需要构建积极的思想体系，为自己鼓劲，重返正轨。
3. 尽管 21 天切换思维计划的制订，是基于严格科学原则，但它并不复杂，是一个好用有效的简单工具。它会帮助你成为一个幸福、睿智、健康、祥和的人——不但能改善你的生活，也能改善你所爱之人的生活。
4. 要想切换思维，你必须牢记：你的思想能够改变你的大脑结构。
5. 是你在控制自己的大脑，而不是你的大脑在控制你。

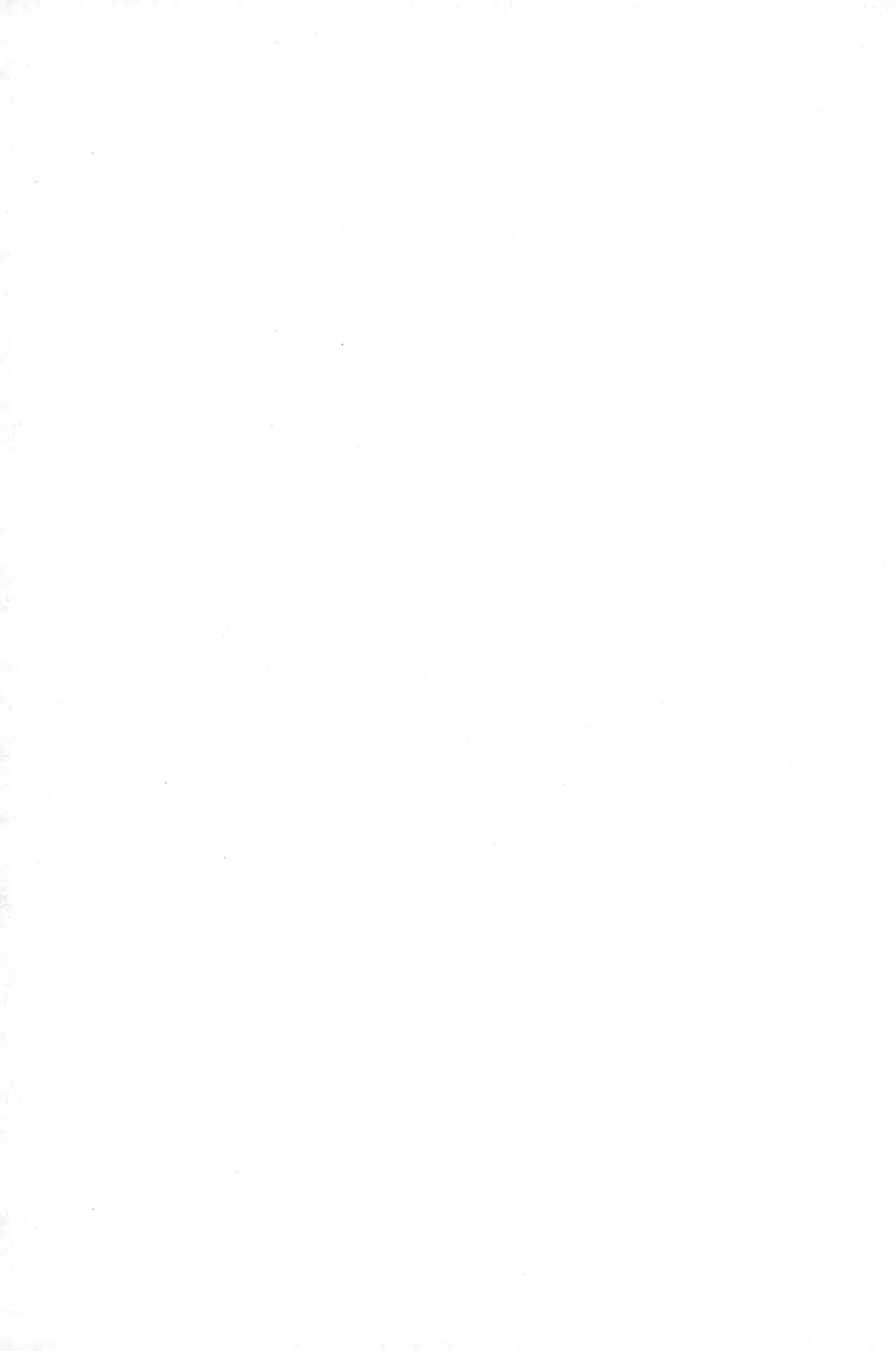

第十章 / 切换思维 5 步学习法则

21天切换思维计划是一种严谨、自律的日常训练，可以帮你建立一种积极的生活方式，振作精神，重新塑造你的大脑神经网络。改变的动力，来自你的自主选择。这个计划会促使你审视、深思、反省，激活我在本书第一部分所描述的八组关键概念。

你的日常生活

当你阅读本书，掌握了相关概念（阅读不必匆忙，请仔细耐心阅读），正式开始训练时，每日训练至少持续 7~10 分钟（当然也可适当延长）。整个训练周期为 21 天，每天 5 个训练步骤。这 5 个训练步骤，是基于我对思想形成和大脑构造的深入研究总结形成的，称为“切换思维 5 步学习法则”。

每年你可以进行 17 次“21 天切换思维计划”训练。[1] 研究表明，每天进行沉思训练，重复 21 天，就能带来持久的改观。

你可以根据自己的实际情况，灵活安排训练日程，如果你在 9 月开始阅读本书，那么，阅读完毕，就可以在 10 月开始训练。

21 天切换思维计划适用于哪些人呢？答案是：每一个人。通过第一部分八个章节的讨论，我们发现所有人都或多或少存在心理问题。从人类诞生那一刻起，人就必须自主选择，并对自己的选择负责。

显然，这是一个相当复杂的过程，但我已将切换思维过程简化为 5 个步骤：

1. 唤起记忆。
2. 深度反思。
3. 书写细节。
4. 重新审视。
5. 积极实现。

这里的每一个步骤，都将激活一系列错综复杂的脑神经生化反应。从本质上讲，通过这 5 个步骤，你能把消极思想召唤进意识层次，然后经过 21 天的重塑，彻底摧毁它。要知道，自主思想能改变大脑结构。同时，你将培育健康积极的新思想，来替代原有的消极思想。在 21 天周期中，你会专注于某个思想神经网络，一边建立积极思想，一边打破消极思想。

你可以重复这个循环

如果你觉得自己的思想还没有完全更新，你可以再训练一个周期。很多时候，我们要经过好几天的训练才会发现问题的本质。没关系，只需在接下来的21天内，专注于这个本质问题，然后重新训练一个完整周期。21天是构建神经网络所必需的时间长度。[2]

这意味着，你必须严格按照顺序，不断更新或重温关键信息，新记忆才能生根、巩固。如果在21天中，新记忆未能构建完成，那么，新神经网络框架将在一个月内衰变。即使新记忆已构建完成，如果你不重温，相关蛋白质结构也将很快变性，记忆网络将被拆除。思考更多，构建就更有力。你思考得最多的思想，将开启基因表达，刺激蛋白质制造，构建新神经网络。每次深度思考一个小时，神经突触的连接数量就会翻一倍。[3]

在第一个周期最后几天，你也许会觉得消极思想依然顽固，需要第二个21天周期才能驱除。内疚、自责、气馁有时也会阻止你进步。这些消极心态本身，就需要21天时间来消除，才能进入切换思维的正式程序。

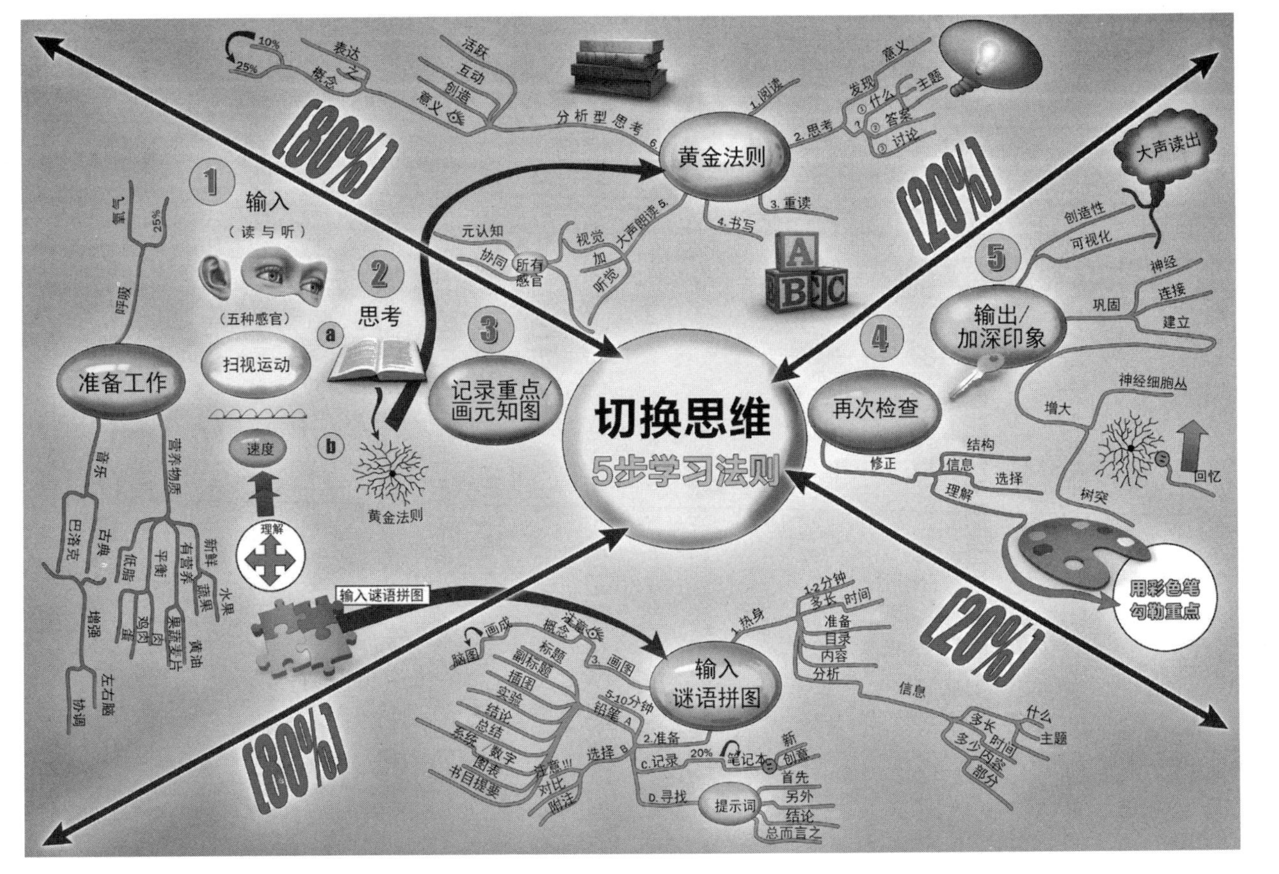

切换思维
5步学习法则
准备工作
呼吸
氧气
25%
营养物质
新鲜
水果
蔬果
有营养
黄油
果蔬麦片
平衡
肉
鸡肉
蛋
低脂
音乐
古典
巴洛克
增强
左右脑
协调
1
输入
（读与听）
（五种感官）
扫视运动
速度
理解
2
思考
a
b
黄金法则
输入谜语拼图
3
记录重点/画元知图
元认知
协同
所有感官
视觉
加
听觉
大声朗读 5.
黄金法则
1.阅读
2.思考
3.重读
4.书写
发现
意义
什么
主题
答案
讨论
分析型思考 6.
活跃
互动
创造
意义
表达
之
概念
10%
25%
80%
20%
4
再次检查
修正
结构
信息
选择
理解
5
输出/加深印象
创造性
可视化
巩固
神经
连接
建立
大声读出
神经细胞丛
增大
树突
回忆
用彩色笔勾勒重点
输入
谜语拼图
1.热身
1-2分钟
多长
时间
准备
目录
内容
分析
信息
什么
主题
多长
时间
多少内容
部分
20%
2.准备
5-10分钟
铅笔 A
选择 B
3.画图
c.记录
D.寻找
笔记本
提示词
新
创意
首先
另外
结论
总而言之
画成
脑图
概念
注意
标题
副标题
插图
实验
结论
总结
系统
数字
图表
书目提要
注意!!!
对比
附注
80%
20%

切换思维 5 步学习法则

关注新构建的健康记忆

因此，你必须时常建立并关注新的健康思想，尽量别去回想已被驱除的消极思想：反复重温，是创建持久长期记忆的关键。记住，记忆重塑，既可以由消极变积极，也可以由积极变消极。

当你通过 5 个步骤进入深度反思状态，你的大脑会获得洞察力，并散发高频伽马波。[4] 这是适宜深度学习和思想重塑的理想状态。神经元活动有其特定节律，很像是大脑内部在不断窃窃私语，导致脑神经网络不断波动变化，影响着我们的人生观和世界观基础。[5] 我们可以自主选择，决定神经元活动的走向：积极或消极。我们必须执着于改变，执着于渐趋完美。

大脑总在学习如何学习，不断改变。当你通过 5 步学习法则，开始 21 天切换思维计划时，很多美好的事情就会发生。当你思考和学习时，大脑会释放 BDNF（脑源性神经营养因子），来巩固神经元连接，提升记忆力。BDNF 也能促进神经髓质的分泌，使髓鞘增厚，这意味着你的思维会更快，记忆会更好。深度思维所激发的 BDNF，会激活下橄榄核，反过来又加深思维深度。当下橄榄核被激活时，大脑会获得很强的可塑性，极易被改变、重构、更新。[6]

21 天之后，训练仍需继续

当 21 天周期结束后，消极思想已被驱除，此时新的积极思想就像一棵柔嫩的幼苗，需要持续不断的思维活动来培育呵护。这意味着，如果你不温习，就无法顺利将新思想自动化，你的大脑很可能再次被消极思想占据。

为了避免这种情况，你必须定期回顾重温新思想，直到达成思想自动化，使这种新思想不只停留在意识层次，而是沉淀至无意识层次，深度嵌入你的认知结构，成为你的自我有机组成部分。研究显示，您必须再积极重温至少两个 21 天周期，一共 63 天的时间，才能确保将新的积极思想形成自动化。[7] 请继续坚持温习新思想，直到感觉新思想成为自己自然而然的想法。有时你甚至需要 84～154 天时间，才能将新的健康思想自动化。切记，思想自动化所需的时间，因人（性格、行为模式）而异。只要你每天坚持第五个步骤“积极温习”，终会养成新的健康思维和健康习惯。

在大脑中，已被自动化的思想，看起来像许多粗壮的大树枝，会伸出许多分支，与其他思想网络相连。放大观察树枝基部，你会看到许多小刺状。随着思想不断加深，神经网络逐渐巩固，7 天左右小刺会长成小疙瘩状，14 天左右会长成棒棒糖状，21 天会长成蘑菇状。这是因为蛋白质结构逐步增长，在第 7 和第 14 天各发生一次突变，经历 21 天的巩固，最终成为能自我维持的蛋白质组织，成功构建为一个长期记忆。但思想的可塑性，既可以由消极变积极，也可以由积极变消极，甚至长期记忆也可以被分解。如果你不去温习新的积极思想，依旧回味并沉溺于消极思想，你会扭转进程，打破新的积极思想，重建昔日的消极思想。因此，我们必须警惕错误选择的潜在威胁，磨炼心性，聆听直觉，创建一种奋发自新的生活方式。

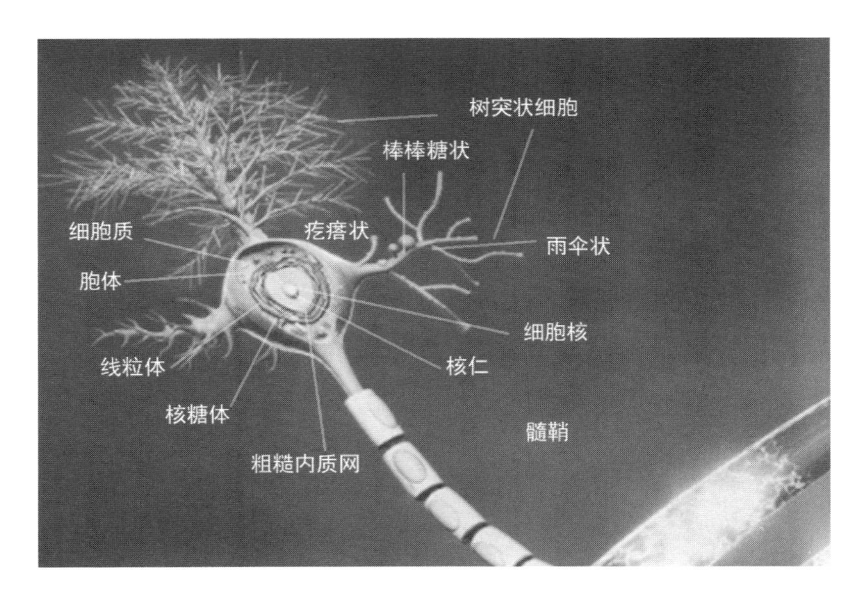

一个树突状细胞上长满了多种突触：疙瘩状、棒棒糖状、雨伞状

在 21 天结束时，新的健康思想已融入你的生活方式和行为模式，请继续增强这种反应模式。你可能需要 3~4 个 21 天周期，才能将新的健康思维模式完全自动化，确保消极思想不会卷土重来。[8] 巩固时间长度取决于你的性格，取决于你要驱除的消极

思维模式的顽固程度，取决于你要构建的健康思维模式的复杂程度。因此，某些思想重构可能需要一个周期，某些可能需要更多周期。

深思熟虑的训练

深思熟虑，律己训练，是改变、学习、构建丰满记忆的最佳方法，这并非盲目的重复。21天切换思维计划的5个步骤，经过精心设计，包含了深度思维、明确目标、即时反馈、过程关注。在执行训练计划时，请合理设定挑战难度，略高于自己的舒适区，效果将更佳。[9]身为智能生物，适当的挑战，会激发我们的大脑功能，促使思想构建。

关键是坚持到底，绝不放弃。经过这个训练过程，你将开始改变，渐趋完美。在接下来的五个章节，我将详细讲解切换思维的5大步骤。必须深入了解每一个步骤，才能完成每天的扎实训练。如果你跳过或敷衍某个步骤，你也只能创建敷衍的新结构。

在段落间穿插有一系列问题——请停下来仔细回答，这些问题将帮助你深刻理解并完成21天切换思维计划，帮助你更快进入积极状态，成功重塑大脑结构。

第十章总结

1. 21 天切换思维计划，是一种睿智、自律、努力自新的生活方式，而不是一次性活动。
2. 每年你可以进行 17 次“21 天切换思维计划”。
3. 根据 5 步训练法则，每天至少持续训练 7 到 10 分钟。
4. 21 天周期的思维训练，将驱除消极思想，建立新的积极思想。
5. 在 21 天中，大脑会生成某种特殊蛋白质，将新记忆巩固成长期记忆，并清除原有的消极记忆神经网络。
6. 7 天左右储存记忆的蛋白质连接会长成小疙瘩状，14 天左右会长成棒棒糖状，21 天会长成蘑菇状。
7. 你需要重复 3 次 21 天周期，才能实现思想自动化。
8. 思想自动化意味着：新思想已沉淀至无意识层次，开始控制你的意识层次，并进而影响你的行为模式。

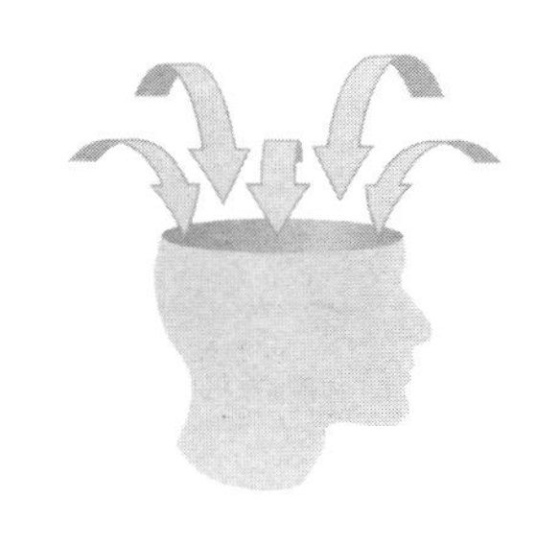

第十一章 / 步骤 1：唤起记忆

你必须发展自律的思想生活，仔细反思那些盘旋在脑海中的思想和观念。要唤起记忆，你必须通过五种感官仔细检查所有内外信号：从外部环境进入头脑中的感官信号，在潜意识层次运作的内部信号。本章的提问，将一步步引导你汇聚注意力，去捕捉并分析脑海中那些稍纵即逝的想法。

信号的两个源头

思想信号来自两个源头：（1）通过五种感官，从外部环境中接收的电磁信号和量子信号；（2）深藏于潜意识元认知层次的思想（记忆）。

请允许我稍加解释。也许，当你读本章时，你正一边阅读，一边聆听音乐。你可能坐在舒适的椅子上，闻着熏香，品尝着一片水果。如果你的阅读如此悠闲自在，所有五种感觉——视觉、听觉、嗅觉、触觉、味觉——都将成为联结外部感官世界和内部潜意识世界的纽带。

提问：当你阅读本章时，你的五种感官正在接受什么信号？请尽可能详细描述。这是一种简单训练，能帮助你分辨到底有多少信号进入了大脑。熟练运用这个方法，你能充分控制输入信号，阻止任何信号未经检测就进入你的头脑。

请继续阅读，接受更多信息和信号的洗礼吧。慢慢来，好好体验其中的神奇。请记住，你天性聪明睿智，完全能够理解复杂信息。

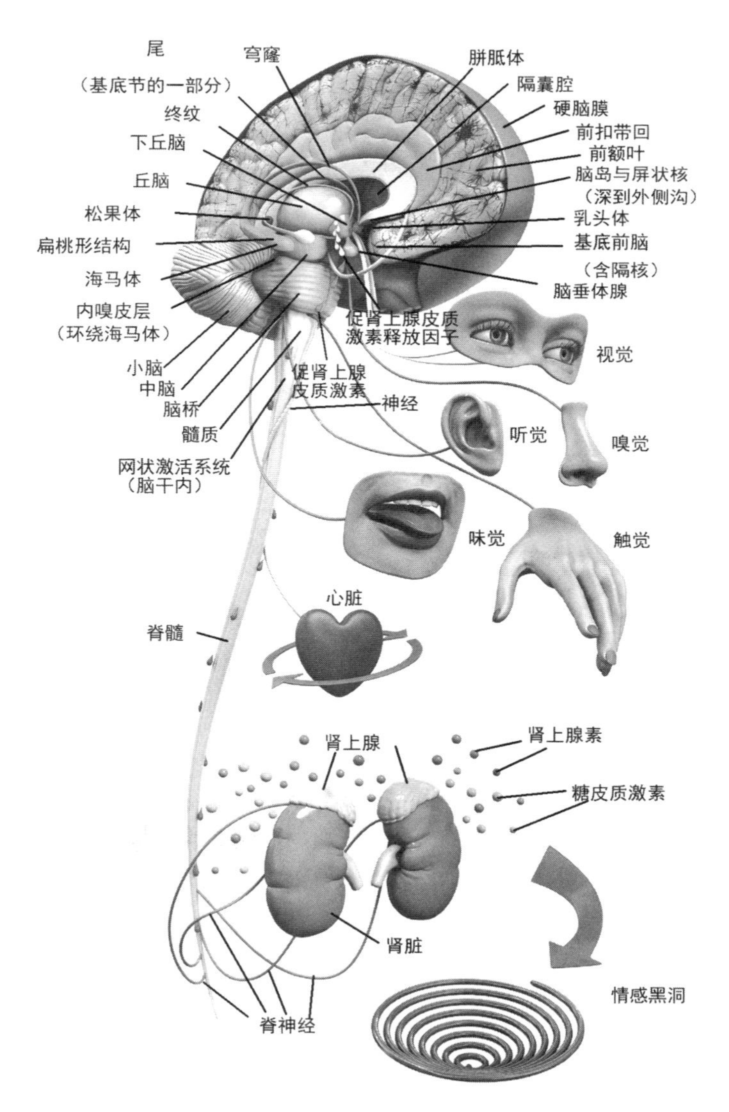
尾
（基底节的一部分）
穹窿
胼胝体
隔囊腔
硬脑膜
前扣带回
前额叶
脑岛与屏状核
（深到外侧沟）
终纹
下丘脑
丘脑
松果体
扁桃形结构
海马体
内嗅皮层
（环绕海马体）
乳头体
基底前脑
（含隔核）
脑垂体腺
促肾上腺皮质
激素释放因子
视觉
小脑
中脑
脑桥
髓质
网状激活系统
（脑干内）
促肾上腺
皮质激素
神经
听觉
嗅觉
味觉
触觉
心脏
脊髓
肾上腺
肾上腺素
糖皮质激素
肾脏
情感黑洞
脊神经

大脑内部

信号进入大脑

由感官接收的新信息，穿过一系列精妙至极的大脑结构（包括丘脑、岛叶和基底神经节等），被解读，被增强，被传播。你的思维活动，调用了诸多脑区构成的网络和阵列，而不是单一脑区。一旦新信息进入大脑内部，就会在脑神经网络系统内，触发复杂的级联活动。基底神经节（在大脑中间深处）的回路和阵列，会促使大脑进入待命状态，准备围绕新信息，更新和构建新的记忆结构。过去的记忆，与刚接收的新信息以某种方式相互连接，从潜意识元认知层次浮起，进入意识认知层次。

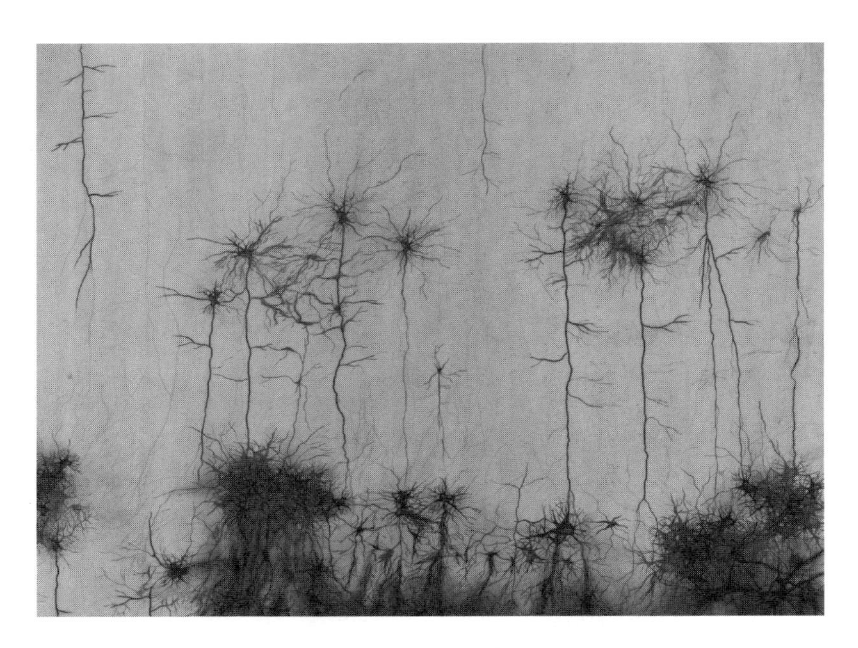

“思想的魔树”

你大脑中的记忆结构，就像森林中的大树。新信号像一阵微风，拂过记忆丛林，研究表明，会有 4 到 7 棵[1]思想树（记忆结构）将被激活，相关记忆会进入意识认知层面，你会回想起这些记忆。

提问：这一刻，你的意识中泛起了多少个回忆气泡？聚精会神，分辨一下到底有多少个记忆。

记忆的情绪成分

当你回想记忆时，你也在感受情绪。记忆除了包含记忆信息，还包含情绪成分。这意味着，当你召唤一个记忆进入意识层次，你也将唤起与之相关的情绪状态。当记忆信息连同相关情绪成分，在意识层次中浮现时，你会感受到情绪变化。

情绪和感受之间，存在细微分别：每一个记忆都含有情绪成分，当记忆从潜意识大脑中浮起，进入意识认知层次时，我们就能感受到记忆所附带的情绪。

态度

态度是一种思想状态（记忆及其附带的情绪反应），它将影响人的言行。

如果被激活的是消极态度，情感反应会消极或紧张。如果被激活的是积极态度，情感反应会祥和平静。事实上，发自内心的态度，无论如何都掩盖不了。

提问：当前浮现在你意识层次中的记忆或思想，激活了什么样的态度？请专心致志，详细描述一下此刻被激活的感受，越详细越好。你的大脑感觉如何？你的身体感觉如何？

你的态度，不管是消极还是积极，不但无法被掩盖，还会深刻影响你的大脑和身体。相关神经科学原理请参考第七章。

当一个思想或记忆及其附带的情绪反应（态度），进入意识层次时，会产生一个信号。具备很多神奇功能的下丘脑——能回应我们的情感状态或态度——会回应这个信号。

下丘脑的反应

下丘脑能够分泌5－羟色胺和谷氨酸等荷尔蒙，在构建新记忆的过程中，使大脑保持警惕。内分泌系统整合了诸多腺体和器官，能制造各类荷尔蒙，并动态调节人体荷尔蒙水平。下丘脑通常被称作内分泌系统中枢，控制着口渴感、饥饿感、体温、身体的情绪反应。下丘脑就像一个高速运转的处理器，积极响应你的情绪反应和思想状态，深刻影响着你的情商和智商。

这意味着，如果你在焦虑或担心，下丘脑就会做出反应，释放荷尔蒙。这些荷尔蒙进一步促使脑垂体释放更多荷尔蒙，如果荷尔蒙过多，将导致神经错乱。最终，我们将无法冷静思考，思维陷入混乱和模糊。

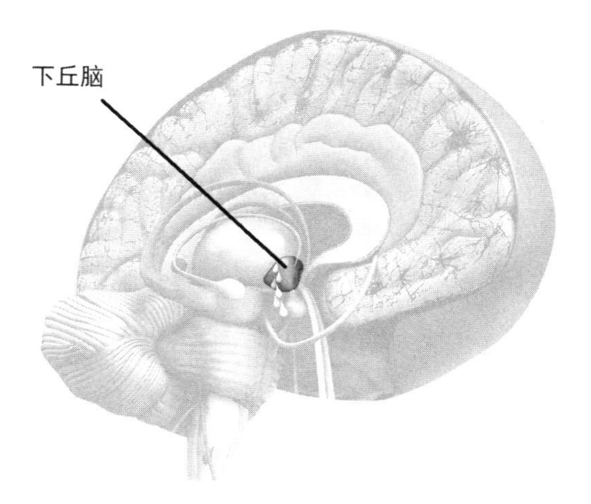

下丘脑做出反应，释放荷尔蒙

正常情况下，内分泌系统分泌各种人体所需的荷尔蒙，调度并调节人体内数以万亿计的细胞，帮助人类有效地思考和学习。负面消极思想，则会产生负面效果，将你的关注点转向自我保护和挣扎求生，驱除积极健康思想，从而降低你的长远思考能力与整体智力水平。

然而，如果你端正态度，听从明智教诲，不杞人忧天，下丘脑会分泌促进心态宁和的荷尔蒙，并促使大脑其他脑区随之分泌有益的神经递质，帮助你冷静思考，构建积极稳固的思想和记忆网络。

提问：此刻浮现在你意识中的想法，让你感觉安宁还是忧虑？请感受一下自己的身体。你的肩膀紧绷着吗？你的身体中是否正喷涌着一股肾上腺素？

虽然你无法控制生活环境，但你可以控制生活环境对大脑的影响。

控制信号对大脑的影响

如何控制呢？新接收的感官信息仍然处于临时状态，尚未形成长期记忆，尚未成为你自我认知的一部分。当前被激活的思想和记忆，新接收的感官信息，你可以自主选择，或者断然拒绝，或者接受其进入你的思想、灵魂、精神，最终沉淀进潜意识层次，被自动化，并进一步控制你的行为模式。尽管你不可能完全控制生活环境，但你可以做出关键选择，控制自己的反应，把消极思想从大脑中驱除。

提问：在被内部和外部信号激发的当前思想状态中，你觉得自己是受害者还是胜利者？

杏仁核和海马体，以及它们所连接的神经回路，可以帮助你做出正确选择。杏仁核负责将情感和情绪反应添加进新思想和已有思想。海马体则负责处理记忆信息和行为动机。

意识层次由你的自我主宰，你需要做出选择，决定是否接纳这些新思想，让其成为认知结构的一部分。让我们继续深入研究，你究竟是如何做出选择，接受或拒绝新信息的。

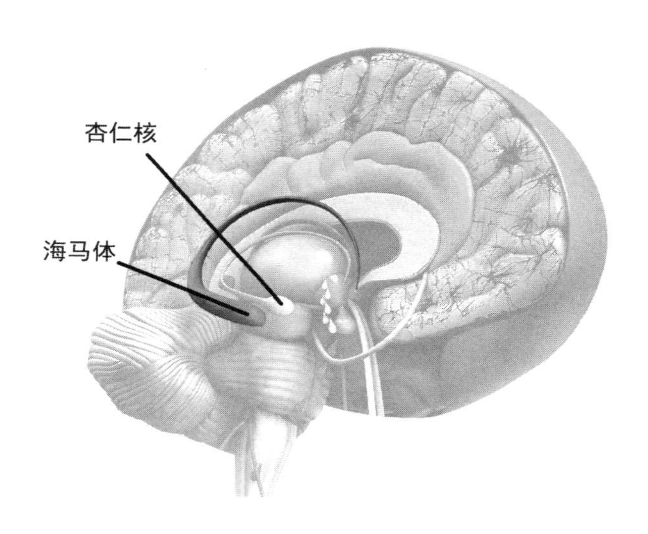

大脑结构和神经回路，帮助你做出正确选择

提问：你知道自己能够自主选择，接受或拒绝流经头脑的思想吗？

杏仁核：知觉储存器

杏仁核是位于你大脑深处的双杏仁状结构，能让你保持警觉。当你沉溺于消极思想时，杏仁核会挺身而出，保护你的身心，摆脱危险或压力。它通过影响另一个重要结构——海马体，把情绪反应赋予记忆情景，使你更专注于浮现于脑海中的当前记忆。杏仁核的基本功能是处理积极情绪，例如欢乐和幸福，但当你处于消极心态时，杏仁核就会罢工。

丘脑：激活信号站

大脑中部深处的丘脑就像一个信号站，当新信号和信息经由五种感官传入时，丘脑就会发射信号，激活杏仁核。丘脑是如何做到的呢?

杏仁核的功能就像一个储存器，存储着每一个回忆所附带的情绪反应。换句话说，每当你构建一个记忆，你就会激活一种情绪反应。大脑内分泌系统必须分泌正确的丘脑荷尔蒙——记忆情绪分子，来构建积极或消极的记忆。因为杏仁核与下丘脑不断交流，促使下丘脑分泌荷尔蒙来响应你的思想，你才能在回想某一段回忆时，体验到特定的身体反应。这些身体反应——心跳加速和肾上腺素喷涌——促使你决定是否接受或拒绝新信息，你的决定，建立在你身体感受之上。

杏仁核与额叶之间有信号交流通路，额叶控制着推理、决策、分析和谋划等关键执行功能，这个交流通路，可以帮助你主动调节身体的情绪反应，让你对外界做出恰当反应。就是说：你随时可以选择不去纠结某个疑惑，排遣掉那些暂时的念头。

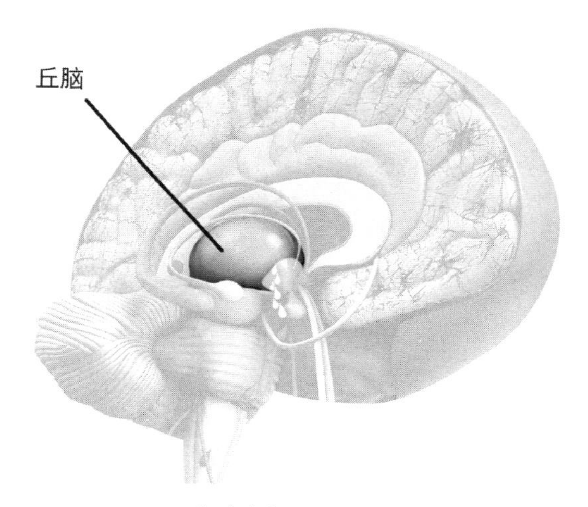

大脑中部深处的丘脑

提问：你不必任由情绪储存器主宰你的情绪。请问：浮现在你脑海中的记忆所引发的情绪反应，会让你难以自拔吗？

海马体：记忆转换器

如果你深陷记忆之中无法自拔，那么，所有的记忆信息，包括被唤起的积极或消极态度，都将流入大脑中的海马体。

海马体是一种思想清算器。它接收信息，并按照短期或长期，按照次要或重要，对信息进行分类，并将临时想法转化为永久记忆，成为你自我的一部分（转化过程一般发生在晚上睡觉做梦时）。要做到这一点，海马体必须和大脑中央枢纽——一个脑神经网络集群——协同工作，整合所有被激活的记忆，并与海马体合作，将信息存入永久记忆存储器。

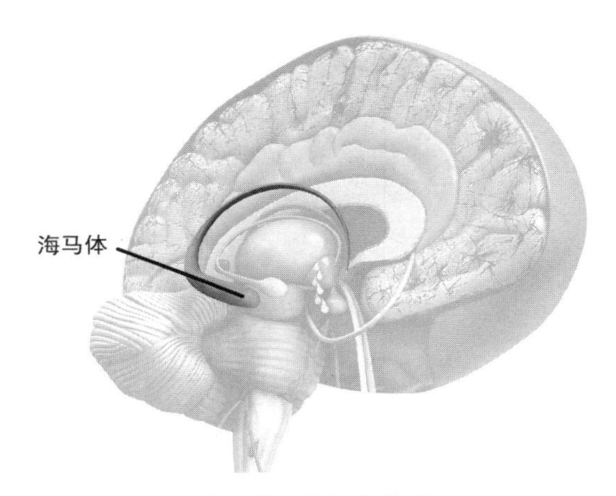

海马体：记忆转换器

海马体帮助你深刻反思，并做出改变生活的重大决定。

提问：反问一下自己："我真的希望这个新信息成为自我的一部分吗?"

心理压力

切记，过度沉溺于消极记忆，会导致第二阶段和第三阶段强烈的心理压力。心理压力在第一阶段是有利于健康的，能帮助你保持警惕。进入第二阶段和第三阶段，则会出大问题。

海马体对心理压力极其敏感，因为它富含用来加强记忆印象的压力荷尔蒙受体。这些受体就像细胞壁上的一道道小门，用以接收荷尔蒙。过度压力无异于内向爆炸，将导致脑细胞死亡和萎缩。这将进一步影响海马体和大脑中央神经网络之间的连接，导致新的积极思想（记忆）无法建立，导致记忆丧失。这是抑郁症、阿尔茨海默病、痴呆等神经精神疾病的主要症状。

提问：消极思想是错误选择的结果。心理压力的第二阶段和第三阶段，是沉溺于消极思想而引发的剧烈心理反应。你感受过心跳加速，肾上腺素喷涌，全身肌肉紧张吗？

第十一章总结

1. 感觉信息被五种感官感知，传输进大脑。
2. 存储在潜意识层次中的记忆被激活。
3. 被激活的记忆，从潜意识层次浮现，进入意识层次，附带的情绪状态和态度也被唤起。

4. 下丘脑释放荷尔蒙，来响应人体的情绪反应和态度。
5. 荷尔蒙激活杏仁核，唤起相关的情感认知，并开始构建新的情感认知。
6. 所有这些信息进入海马体，将短期记忆转换为长期记忆。
7. 所有这些电磁、化学和量子物理活动，都转到了大脑前部脑区。

让我们进入深度反思阶段，看看海马体和大脑中央神经回路如何协作，构建新的思想和记忆。

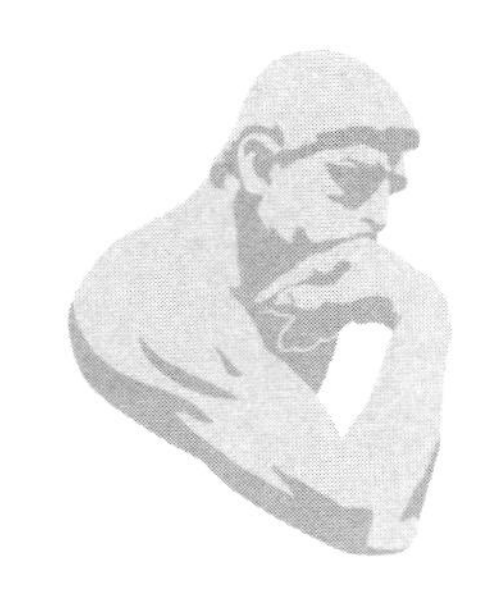

第十二章 / 步骤2：深度反思

目前，神经科学领域掀起了正念冥想的研究热潮，举行了数以百计的相关研究：

正念冥想可能缓解慢性炎症。[1]

证据表明，正念冥想有益健康。[2]

长期练习正念冥想，乳腺癌患者得以幸存。[3]

别烦恼，要快乐：理解正念冥想。[4]

八周正念冥想训练，改变大脑结构。[5]

虽然很多研究讨论的是东方式冥想技巧，但归根结底，都是深度、睿智、严谨的反思，调节注意力、思维方式、身体意识、情绪反应和自我意识，使大脑发生积极变化，帮助人们获得健康、幸福和内心祥和。

摆脱消极思想的束缚

要想摆脱消极思想的束缚，你必须思考、理解、应用你所获取的智慧。[6]

值得庆幸的是，你拥有所有必需的功能结构和生理结构。神经可塑性和量子物理学将帮助你完成华丽转变，快快乐乐地度过每一天。别忘了，身为神经塑造师，你可以为自己动脑外科手术。切记，不能任由外来观念随意控制你的思想。

因此，一旦你已完成步骤一：唤起记忆——在此阶段，你不但要留心进入大脑的外部信息和信号，还要关注从潜意识层次浮现的原有思想和记忆——你应当继续深入，进入步骤二：深度反思。当你开始步骤二的练习时，应用第四章的内容（一种自然且必要的能力）和第五章的内容（冥想：重启你的大脑），你的大脑内将发生令人难以置信的神奇变化。让我们结合提问，来分析一下相关科学原理。

请务必切记：每天5个步骤，坚持21天，虽然很简单，但在你的大脑神经网络深处，会发生许多并行和并发的结构重建，产生奇妙的心理疗效，让你忍不住赞叹。

涌向大脑前部脑区的信号

在唤起记忆之后，电磁信号——你此刻的想法和回忆已浮现至意识层次——快速通过海马体，涌向大脑前部脑区（大脑基底前脑和眶额皮层，分别位于你的眼睛和眉毛上方）。流经海马体的信息流将持续 24 到 48 小时，每一次经过前部脑区，信号就会被放大。

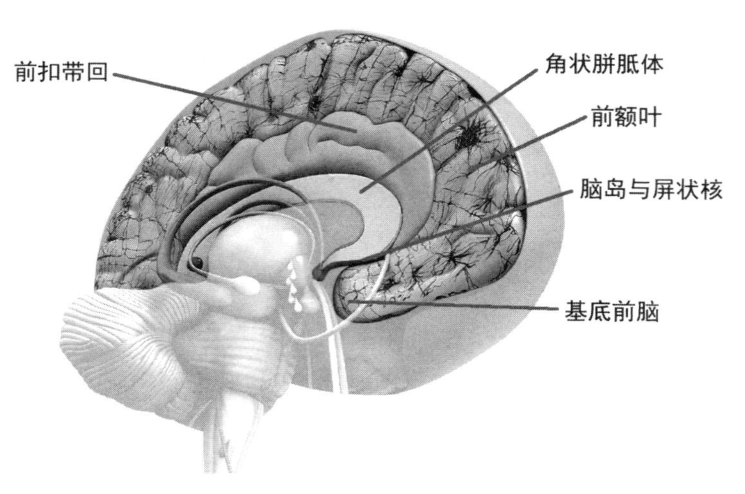

大脑前部脑区

自由意志

放大效应触发了一系列奇妙的连锁反应，堪称上帝的微妙杰作。这一系列连锁反应就是你的自由意志和决策能力。（在继续阅读之前，建议你回顾一下第一、二、三、七章）

思想变得容易改变

放大效应意味着思想被感知，变得“不稳定”，意味着思想获得了可塑性。事实上，思想必然会被改变。科学研究认为，依照思想的构建原理，思想必然会被改变，或者被加强巩固，或者被局部修改甚至完全改变。

被唤起并浮现至意识层次的记忆，所附带的情绪反应，不可能丝毫不变就重新沉淀回潜意识层次。对人类来说，这是个不可思议的好消息，但也提醒人们必须担起责任，为自己的思想生活负责。思想不可能一片空白，也不可能一成不变——思想无时无刻不在变化。我在第一部分说过，大脑神经网络结构无时无刻不在改变。人类是聪明睿智、善于思考、富有创造性的存在。

提问：既然你已知道，当你有意识地感知时，思想和记忆会获得可塑性，你能够专注于某个特定记忆，尝试着去重塑吗?

思考重塑记忆

这种变化意味着，你思考越深入，重塑力度就越大。这种变化是发生在大脑神经网络中的真实事件，通过电磁信号、量子力、神经递质，激活基因表达，促进蛋白质合成。

请记住，大脑会制造蛋白质，构建新的树突，来存储你的新想法和记忆。一个思想或记忆，要么被抹除，要么被加强，绝不会静止不变。科学证实，你可以通过自由意志做出选择，影响基因表达，促进蛋白质合成。如果你说“我不能”或“我不会”，这个新决定会引发蛋白质合成，重构大脑神经网络结构，使你的自我接受“我不能”或“我不会”这个新观念。请记住：心灵控制物质。

提问：你必须做出决定。你愿意根据进入大脑的新信息，来构建和更新自己的记忆吗？

如第二章和第三章所说，更新记忆，其实就是重塑大脑的物理结构。思维活动能促使内分泌系统分泌重要的神经递质：携带电子脉冲的化学物质。这些神经递质、电磁、量子活动将在细胞内部引起一连串生化反应，影响基因表达，促进蛋白质合成。

想象能构建脑神经网络结构

研究表明，与实际行动一样，想象、可视化、沉思、反思等精神体验，能在大脑中引发相同的生理变化。脑部扫描显示，做一个动作或者想象一个动作，会在大脑中激活相同的脑区。

想象重演，能帮助你更深入地思考和反思自己的行为模式，因为每一次重演，你都在重塑记忆。例如，一个外科医生在动手术前，必须先在想象中预习每一个手术动作，就像一个运动员在参加比赛前不断练习，或学生在参加考试前不断温习。通过不断演练，新构建的记忆将变得越来越强大，并开始催生更多的神经突触，与相邻神经细胞建立连接后，将这个想法整合进其他思维模式中，最终导致思想自动化。

提问：你有没有这样的体验，发现自己一遍又一遍地在脑海中重演某段记忆，根本无法停止？此时你会有什么感受？

健康积极的思想和消极负面的思想都可以通过想象重演来构建。但是你可以自主选择，把消极思想召唤至意识层面，进行分析，通过忏悔和宽恕，促进蛋白质合成，代之以健康积极思想，最终驱除消极思想。

提问：如何拆除消极思想的根基？

心脏的贡献

谈及思维、自由意志和理解，我们不可忽略心脏为思维和决策做出的卓越贡献。心脏不只是一个供血泵，还有助于决策和选择，心脏就像一个情绪检查站，感应着荷尔蒙引发的所有情绪反应。事实上，你的思想影响着你身体中每一个细胞。

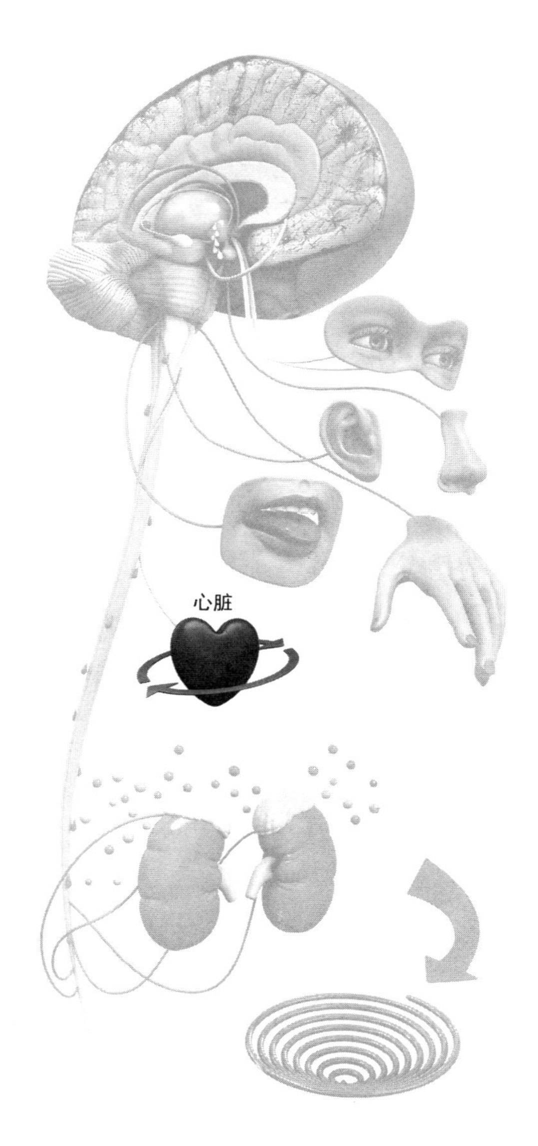

心脏有助于决策和选择

心脏每时每刻都在与大脑和身体沟通，维护着思想生活的准确性和完整性。当你要做决策时，你的心脏会以特殊的节律搏动，默默给出一个忠告。这个建议值得一听，因为当你倾听心脏的呼声时，心脏会分泌ANF（心房利钠因子），这种心脏分泌的荷尔蒙，能调节血压，带来祥和感。

提问：在深度反思时，心脏扮演什么角色?

专业知识

当你深度思考、深入理解时，你就不再仅仅是存储事实和答案，而是存储关键概念和策略，这些想法已经充分稳定和巩固，随时可以调阅，用以分析现状，做出正确决策。如果能做到这一点，说明你已经掌握了相当程度的专业知识。但深度思考所掌握的，可能是积极策略，也可能是消极思想，会对人生产生截然不同的影响。

你应该构建顺应人性的深度、睿智、积极思想。深度反思有助于积极思想的形成，但蛋白质的合成、巩固、稳定、内化过程，需要一定的时间才能完成，因此，想象和重演，也不可过于频繁，两次想象重演之间，需设置一定的时间间隔。接下来的三个重塑思想步骤——书写细节、重新审视、积极实现——将引导你利用这一原理，稳定已合成的蛋白质；或者再次召唤记忆，再次修改或重写记忆。

第十二章总结

1. 深度反思、特别关注某个思想或记忆，以及其连接的相关思想。

2. 这是一种受引导的深度睿智的反思过程。

3. 这是一种严谨的思维方式，包含专注注意力，控制情绪反应，摒除胡思乱想。

4. 思维方式、身体意识、情绪反应和自我意识，一起积极协作，使大脑发生积极变化。

5. 整个深度反思过程，完全符合关键概念 1~8 所讲述的神经科学原理。

6. 当我们深度反思时，在大脑中心和前部脑区，会发生极度频繁的脑神经活动。

7. 神经可塑性是关键原理，深度反思将重构你的大脑神经网络。

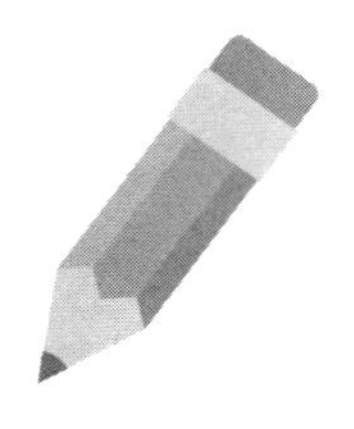

第十三章 / 步骤3：书写细节

大脑通过基因表达，来书写、勾勒脑神经网络结构，因此，当你在纸张、电脑屏幕、iPad屏幕上写下思想细节时，其实就是在模仿思想的构建过程。详细描述你的想法，是切换思维的重要技巧，因为书写过程能巩固记忆，厘清思路。通过把潜意识思想和意识思想可视化，帮助你辨明哪些消极思想需要驱除。书写细节，就是在纸上勾勒你的思想路径。

提问：书写细节如何帮助你切换思维？

基底神经节、小脑和运动皮层都参与了这个过程。首先，让我们来谈谈基底神经节。

勤劳的基底神经节

基底神经节是一连串错综复杂的神经网络隆起，位于大脑皮层（大脑外层）和中脑（左右两个半球中间）之间，与大脑皮层相互连接。基底神经节会影响思考和学习过程，协助海马体、额叶、胼胝体，将思想、情感转化成实际行动。

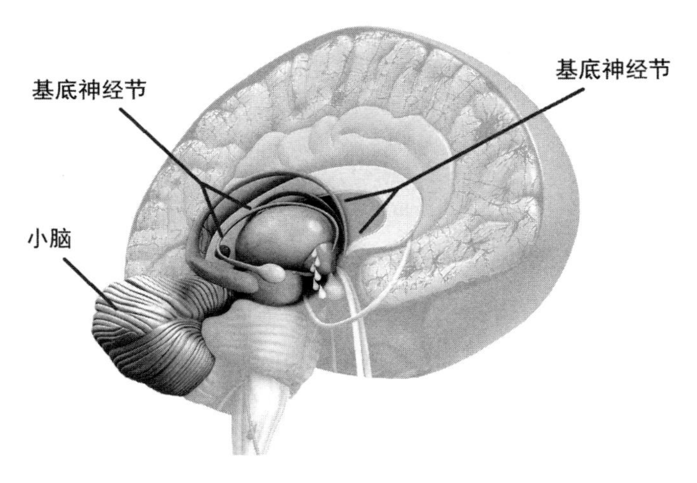

基底神经节

切记，大脑所有脑区都紧密相连，而整个书写过程涉及许多脑区。小脑进行模式对比和分析，在众多选项中进行筛选。基底神经节协助大脑运动皮层和小脑，将已理解的信息转化成记忆，存储进大脑皮层的树突中。基底神经节能降低焦虑感，有助于整个思考和书写过程顺利进行。

显然，所有脑区都积极参与了书写过程，因为书写是一个复杂的认知和元认知过程，需要深度思考。在此略举三例，书写过程中，进行思维和决策时，额叶活动变得异常活跃；颞叶和海马体负责调用已有记忆；某一个思想或记忆被激活后，所附带的情绪反应会激发情感，促使大脑中部结构积极开动，来处理情感认知。

提问：基底神经节的作用是什么？

如何书写你的想法

书写方式非常关键。用黑笔或蓝笔书写一段线性文字的传统笔记，已经过时了，要想充分展现复杂思想，我们必须采用更有效的书写记录方式。

我一直鼓励大家在记录时，要别出心裁、不拘一格，要生动有趣。不要只是记录一段平铺直叙的文字，可以进行单词或概念联想，在一张纸上画成脑图或表格。可以用多种颜色进行标记书写，也可以添加各种线条和图案。将头脑中的印象毫无保留地表达出来。

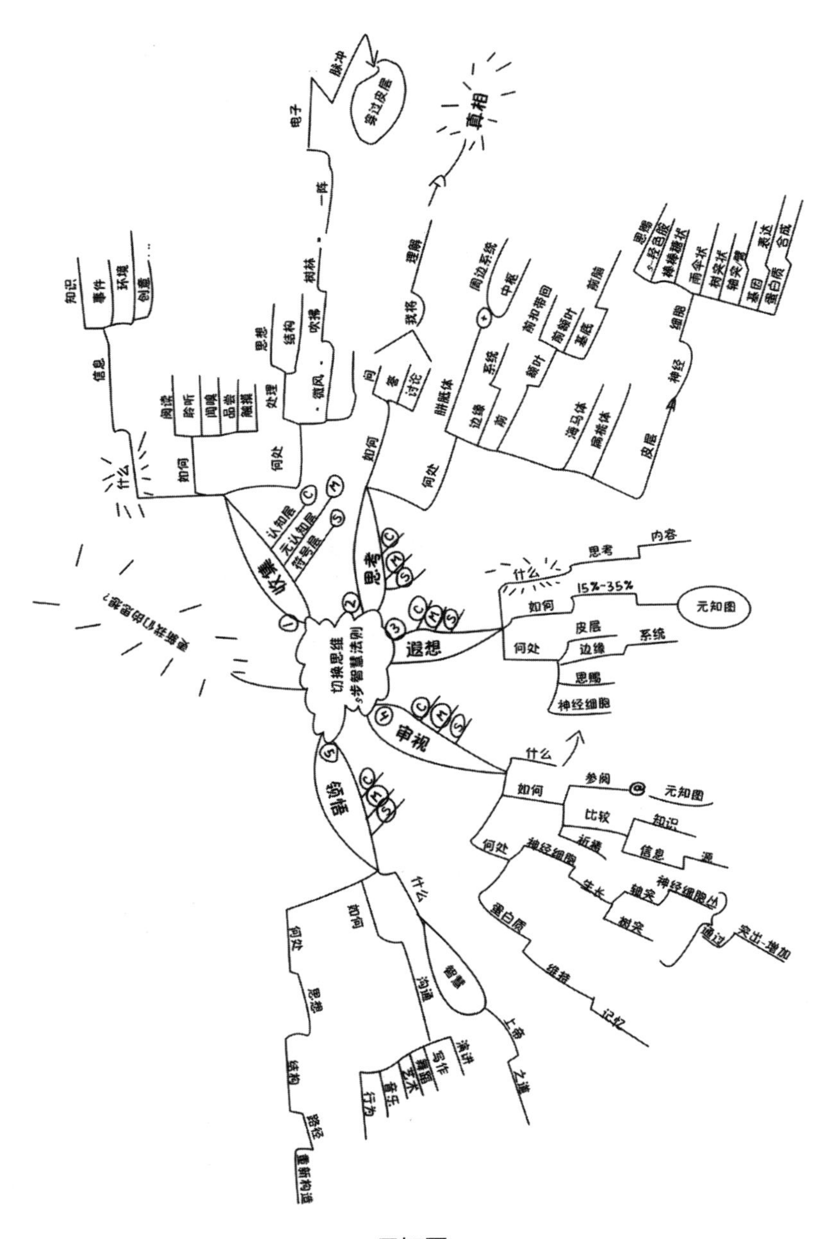

切换思维
5步智慧法则
收集
思考
遐想
审视
影响
认知层
元认知层
符号层
什么
如何
何处
信息
知识
事件
环境
创意
阅读
聆听
闻嗅
品尝
触摸
处理
思想
结构
吹拂
微风
树林
一阵
电子
脉冲
穿过皮层
真相
理解
获得
问
答
讨论
胼胝体
边缘
系统
前
额叶
前扣带回
前额叶
基底
前脑
周边系统
中枢
海马体
扁桃体
皮层
神经
细胞
雨伞状
树突状
轴突
基因
蛋白质
表达
合成
思考
内容
15%-35%
元知图
皮层
边缘
系统
神经细胞
参阅
元知图
比较
知识
信息
源
神经细胞
生长
轴突
神经细胞丛
树突
通过
突出·增加
蛋白质
维持
记忆
沟通
演讲
写作
艺术
音乐
行为
上帝
之道
路径
重新构建

元知图

元知图

我自己开发了一种元知图，来帮助学生们提升学习和记忆能力。这个名字可能有点怪，但画元知图的过程很令人享受。

绘制过程很简单：先写下一个核心概念，以此为中心点向四面八方辐射，添加衍生概念。概念一级一级衍生下去，形成几个大的分支。在每个分支中，尽可能衍生概念，越详细越好，直到探索遍思想的每一个细微角落。

我们的左半脑擅长归纳，从细节推演大局；右半脑擅长推理，从整体推演细节。这种勾勒思想全景的元知图，能帮助左右半脑共同协作，取长补短。

要达成全面理解，将短期记忆顺利转化为长期记忆，左脑归纳思维和右脑推理思维必须紧密合作。元知图是一种顺应人类思维模式的绝妙方法，能充分展现思想复杂性，深度评估自己的思想和思维方式，帮助你顺利切换思维。

第十三章总结

1. 书写过程能巩固思想（记忆）。
2. 书写过程能厘清思路。
3. 通过把潜意识思想和意识思想可视化，书写可以帮助你辨明哪些消极思想需要驱除。

4. 记录思想脑图，在纸上勾勒你的思想路径。

5. 将思想毫无保留地表达出来。然后进行下一个步骤：重新审视，进行深度整理。

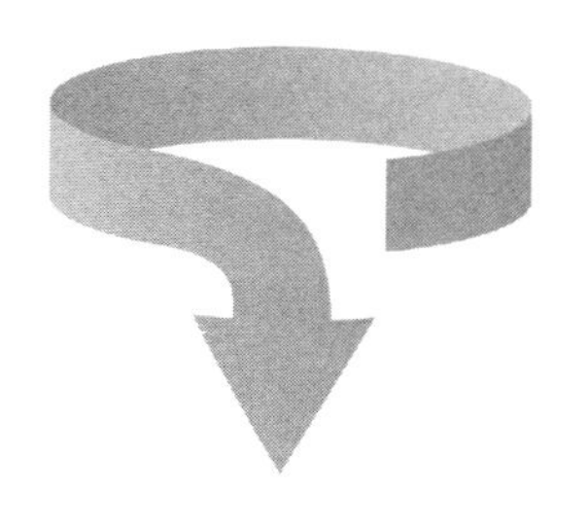

第十四章 / 步骤4：重新审视

重新审视你写下的思想脑图，这能给你带来新的启示。这是一个令人兴奋的“向前进”步骤；仔细回顾自己的思想，寻找改变的突破口。

当你聚精会神，完成了深度反思和思想书写时，你会激发神经重塑活动，使大脑活动高度活跃，这是一种完美状态，大脑已准备好迎接积极变化，接受脑神经网络重塑。

在这一步，你可以构建你所希望的变化；你可以设计新的健康思想，来摆脱并取代消极思想；你可以重新设计、重新组织、重新创建你所关注的特定思想和记忆。

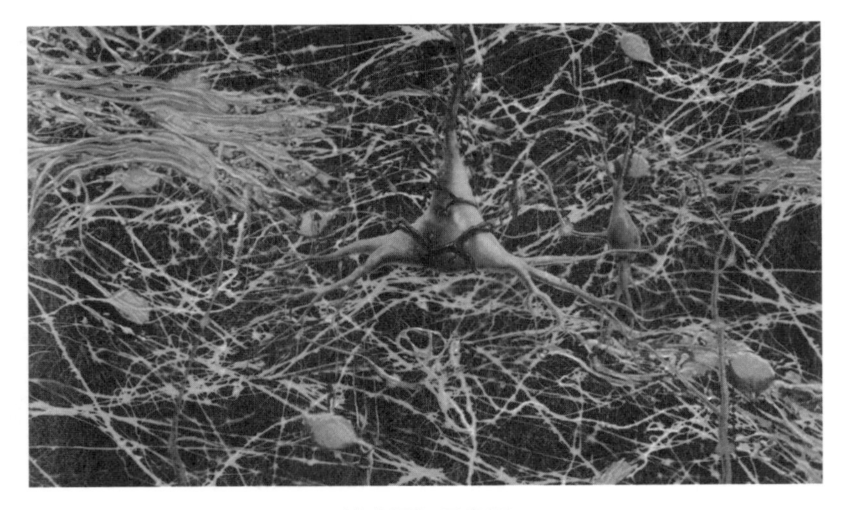

健康记忆示意图

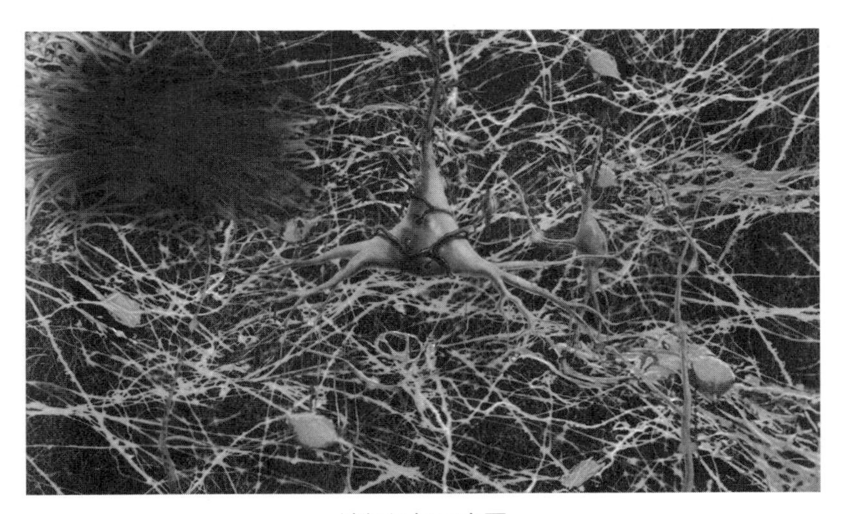

消极记忆示意图

思想获得可塑性，可被重新设计

我在第三章曾经解释过，思想和记忆被激活，浮现至意识层次时，会获得可塑性。通过控制蛋白质合成过程，就可以修正、修改、重构思想和记忆。人类完全有能力给自己动微观脑外科手术。

通过深度反思和思想书写，使思想和记忆浮现至意识层次，你就可以重塑思想，或者替换，或者增强，由你自主选择决定。显然，参加了21天切换思维计划，你一定会选择驱除消极负面思想。

人类有更新思想、重构大脑神经网络的神奇能力。这意味着，每当一个思想或记忆浮现在你脑海中，你都可以自主修改。你不是一个任由情绪和本能摆布的受害者，你可以控制自己对事件和环境的反应。你可以认同并加强某个想法，也可以抛弃并修改某个想法。无论哪种方式，都会促进蛋白质合成。消极记忆或者被改变，或者被加强。以上过程，正是重新审视阶段的运作原理。

提问：思想为何能被重新设计？

如何重新设计思想

在重新审视阶段，你评估自己书写的思想脑图，找出自己想建立的健康新思想。每天改变一点，稳步推进重塑过程。记住，你有 21 天的时间，所以不必急于在一天内仓促完成。仔细构想你希望达成的最终结果，并用 21 天时间稳步达成。

你不仅有机会检查画在纸上的思想脑图，还能控制自己的反应，重新冷静思考——仔细审视消极思想，然后从记忆库中调取某个健康积极思想，彻底覆盖和修改。

通过深度思考、重构思想和记忆，你可以重塑和改变大脑神经网络。你必须理解，消极想法会引发强烈的负面心理冲突，造成剧烈的电化学失衡，情况严重时，会导致人格分裂。深度反思和书写思想，是完成重构重塑的重要方法。重新审视是一种自我反思的过程，通过积极规划，可以帮助你摆脱心理冲突。积极建构过程必须逐步进行，你需要 21 天深度思考，系统应用所有关键概念，才能完成新思想构建。所以你不必急于在一天内完成，仓促并不明智。

提问：自我反省的主要目的是什么？

在重新审视时，你不但要观察自己的反应，还要通过反思自己的反应，来评估思想的消极水平，进而清除消极思想。这是一个寻求解决的积极步骤。你会感觉良好，因为你正在积极改善自我。

第十四章总结

1. 重新审视是迈向重塑的关键步骤，你可以依此来制订重塑方案。
2. 你可以通过重新审视来评估自己的原有思想，来构想所要创建的新思想。
3. 反思自己的反应来评估思想的消极水平，进而重新组织，重新设计，重新构建新思想。

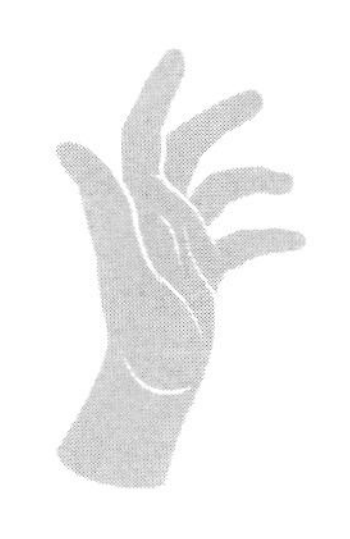

第十五章 / 步骤 5：积极实现

积极实现是整个切换思维计划中最富挑战性，也最有趣的步骤，包含了一系列需要持续练习的积极言行模式。你必须持续练习新的健康思想，直到达成思想自动化，使之内化成一个好习惯。你在步骤 4 和 5 初步确立新的行为模式，然后在后续 21 天内，进一步观察、评估和改进。

行动，才有结果

积极实现，是实实在在的行动，将消极思想从神经网络中剥离。步骤 1~4 放松和削弱了消极思想对应的神经树突，步骤 5 则彻底消解了神经树突。下面将详细讲解积极实现的科学原理。

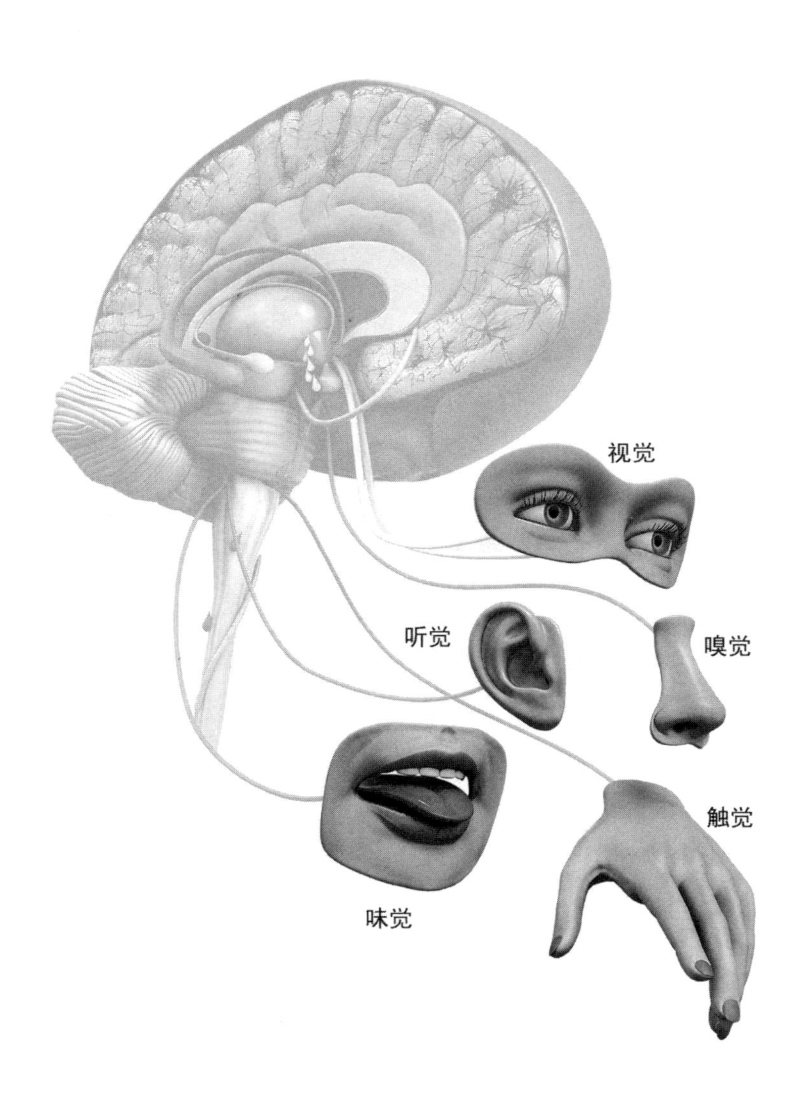

脑图

存储着记忆和情绪的神经树突，被一种“胶水”蛋白质黏附在细胞体上。记忆被唤起的次数越频繁，相关神经树突上黏着的“胶水”蛋白质就越多，所以当你撇开消极思想，将注意力转向健康积极思想时，在你的大脑内部，会发生三个变化过程。

1. 自我改变的坚定决心会触发电磁和量子信号，攻击并削弱消极思想神经树突。决心所激发的电磁和量子信号，比消极思想更强大。

2. 内分泌系统开始分泌多种荷尔蒙：负责神经重塑的催产素、增强行为动力和专注力的多巴胺、改善心情的 5 - 羟色胺。这些荷尔蒙同时也会削弱消极思想神经树突。

3. 拥抱“胶水”蛋白质，脱离消极思想神经树突，移向健康思想神经树突。

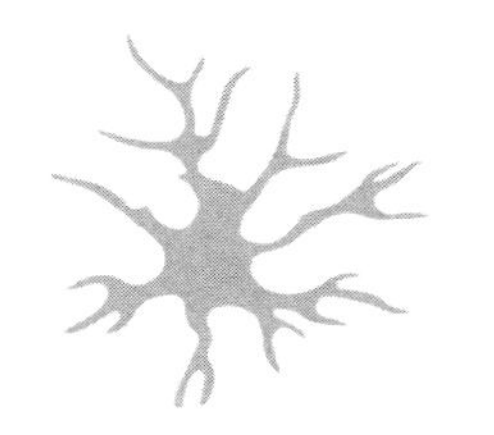
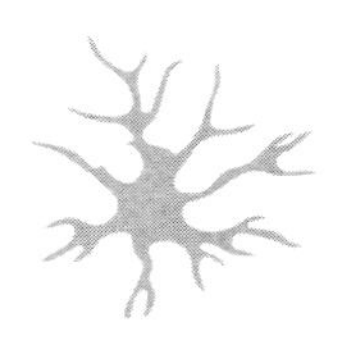
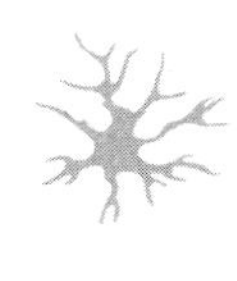

提问：积极实现的行动力量来自何处？

在积极实现阶段，你要牢记“没有行为的信心是徒劳的”来超越消极思维模式。这时你需要信仰和信念的支撑。你要认真践行切换思维计划，努力走完步骤1~4，现在，你要再进一步，达成切换思维的最后一步。没有之前4个步骤打下的坚固基础，你不可能完成切换。只有当你认真践行所有步骤，完成整个计划时，你才能向着积极的方向前进。

积极实现，不仅是决定去原谅，而且是真正地宽容应对；不仅是下定决心，停止担心你的孩子，而且是真正地停止担心，相信他们会做出正确的决定；不仅是决定减肥，而且是彻底改变生活方式，实实在在地去减肥；不仅是决定不再停留在过去，而且是确确实实地放开手；不仅是决定振作起来，而且是真正地振作起来，不再受慵懒生活方式的诱惑。只有这样，你才能超越自我。

严格执行计划

当你严格执行计划，完成5个步骤——唤起记忆，深度反思，书写细节，重新审视，积极实现——一边驱除消极负面思想，一边构建积极健康思想时，你将树立坚定信念，进一步追求改变，实现身心健康、人格完整。但是，如果你没有坚定信念，只是鹦鹉学舌，陷入“认知失调”，计划是不会奏效的。

心中没有坚定信念，无论多么努力践行，也无法在大脑中创建持久的模式，并让它带给你祥和。相反，满怀疑虑的内心，就像前两只小猪搭的小屋，狼（麻烦）一吹，墙（无诚意的忏悔）就倒了，远没有第三只小猪的砖房结实。

大脑的完整性

树立坚定信念，才能维持自我完整，这意味着你必须心怀信仰和真情，以真挚的言语和行动，梳理和重构自己的思想。切换思维的5步，在神经系统的内部发生的过程是这样的：

- 杏仁核分泌荷尔蒙，唤起记忆的情绪反应——唤起记忆；
- 丘脑和下丘脑会促使你积极思考，记忆神经网络会提供更多参考信息——深度反思；
- 大脑的中央枢纽，将新旧记忆混合集成在一起——书写细节；
- 心脏充当情绪反应检查站，在你做决定时，给你提出安静的建议——重新审视。

向你展示所有的推论、逻辑、科学证据，或者向你展示无数常识，都没有说服力，除非大脑的边缘系统——情绪反应控制中枢——允许你觉得这是真的，你才会相信。因此，如果你想象和感受着一种思想——已构建于大脑神经网络中的思想——嘴里却说着另一套说辞，你的大脑会认知失调，甚至完全混乱失控。

积极实现能帮助你感受事情的真伪，帮助你以真挚的言语和行动梳理思想（想象力）。

第一个消除消极思想的例子：比方说你喜欢大声说出或默默

念叨消极语句：应该，应当，如果，想当初，悔不该，等等。针对这些，你的积极实现方法可以是：大声说出“我再也不说这样的语句了，我要彻底告别过去”，或者想象困扰你的事件或问题，在一阵烟雾中消失得无影无踪；或者引用恰当的积极箴言和诗句，或者做些有趣的动作，例如微笑、打哈欠、揉脚。

第二个消除消极思想的例子：比方说你一直试图改变过去，在脑海里一遍遍回想，设想着如果当时你换一个选择，那么结果将会不同，有些损失可以避免，有些愿望可以达成，然后你就不会像现在这样抱悔。你的积极实现方法可以是：“我选择停止这种回想”或“我选择终止这种懊悔”，或者引用适用的名言警句。

第三个消除消极思想的例子：比方说你难以接受现实，纠结于早已逝去的过去，你紧抓着过去不愿意忘记。积极实现方法可以是：想象一面城墙轰然倒塌，倒塌的墙壁就是过去种种回忆与往事。告诉自己，“我不能忘”只是一个决定，但你同样可以选择“我可以忘记”或“我能够忘记”。

现在，使用你的非凡智慧，遵照下面的21天切换思维总结，开始重构大脑神经网络，重塑自己的积极世界观吧。

21天切换思维计划总结

1. 依照切换思维5个步骤，坚持执行21天，就能驱除某个特定的消极思想。

2. 每天只需 7 到 10 分钟，去执行 5 个步骤，然后，在接下来的一天中，将关键的第 5 步“积极实现”重复至少 7 次。积极切实践行步骤 1~4，你将获得一种洞察力，进而顺利完成步骤 5。
3. 大脑切换思维的周期是 21 天。
4. 要消除某个顽固的消极思想，重构大脑神经网络，你可能需要多练习几个 21 天周期，但通常情况下，一个周期就够了。
5. 在消解消极思想的同时，你也在建构健康的积极思想。
6. 你至少得再练习两个 21 天周期，来巩固新构建的神经树突，将新的积极思想自动化，内化成自我认知的一部分。

下面是一个简易指南，帮助您掌握 21 天切换思维计划。

学习如何消解消极负面思想

1. 唤起记忆（1~2 分钟）
    - 目的：把记忆和思想召唤进意识层次；
    - 例如：担心经济状况；
    - 活动：温习第十一章的步骤 1：唤起记忆，来获取指导。
2. 深度反思（1~2 分钟）
    - 目的：撼动神经树突；
    - 活动：回顾第十二章。
3. 书写细节（1~2 分钟）
    - 目的：开始撼动存储记忆的神经树突，松动原有蛋白质结构；
    - 活动：复习第十三章。
4. 重新审视（1~2 分钟）
    - 用途：转移“胶水”蛋白质，用于重构新的健康积极思想；
    - 活动：复习第十四章。
5. 积极实现（1~2 分钟）
    - 目的：开始消解存储消极思想的神经树突；
    - 活动：复习第十五章。

学习如何构建健康积极思想

在消解消极思想时，你必须同时构建积极思想，消解与构建应当齐头并进，保持一种动态平衡。如果消解太慢，构建太迟，你可能会被困在消极负面思想中，因此，你必须保持心理平衡。

1. 唤起记忆

   - 在消解过程中，一旦辨明消极思想，你应当立即调整心态，虔诚反思，以积极思想替换之。

2. 深度反思

   - 不可只专注于消解负面思想，还要努力构想积极思想，促进神经树突的生长和整合（见第十二章）。

3. 书写细节

   - 在负面思想旁写下可选的积极思想，添加更多信息与连接线条，构建起稳固的积极思想群落（见第十三章）。

4. 重新审视

   - 在这个阶段，你将继续同步推进消解和构建，正式构想解决方案，彻底解决消极思想。你的深度审视，将促使蛋白质合成，巩固存储积极思想的神经树突（见第十四章）。

5. 积极实现

   - 在积极实现这个步骤，你主要是在消解消极思想，从侧面巩固并加强新的积极思想神经树突（见第十五章）。

重复步骤 1 到 5，每天大约 7 分钟，最终会消除存储消极思想的神经树突，建立并巩固存储健康积极思想的神经树突。

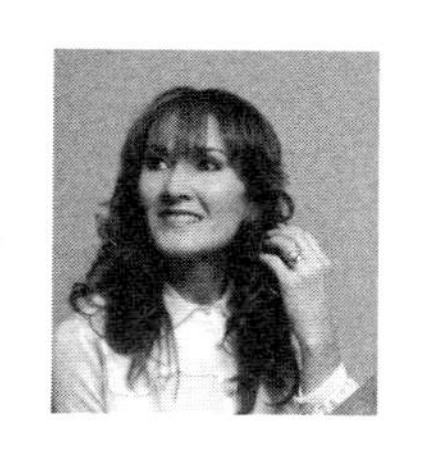

作者简介

卡洛琳·丽芙博士，交流病理学家和听力矫正学家，自从1985年，就一直致力于认知神经学研究。她专门研究创伤性脑损伤（TBI）和学习障碍，特别关注隐藏在思考和学习过程背后的运作机制。20世纪90年代后期，她开发了“测地线”信息处理系统模型，并做了一些神经可塑性方面的初步研究，展现了思想改变大脑的深层机制。

近20年来，她将研究结果应用于临床实践，围绕相关主题，在世界各地举办讲座和布道。她是一名多产作家，出版了许多书籍、散文和论文。她现已成为多档广播电视节目的特约嘉宾：包括乔依丝·迈尔主持的《享受日常生活》，杰姆斯和贝蒂罗·宾逊主持的《今日生活》，金牌主持人玛丽莲·赫肯的节目，金牌主持人希德·罗斯的节目，TBN的节目《医生面对面》等。她现在也在 TBN 电视台主持一档自己的节目:《切换思维》。

丽芙非常热忱，她使用一种切实有效的心理引导方法，来帮助人们控制自己的思想和情绪，学习如何深度思考、高效学习、找寻生活的意义。

卡洛琳和丈夫麦克，以及四个孩子，现在居住在得克萨斯州达拉斯城。

注　释

第一章

1. Eric R. Kandel, *In Search of Memory: The Emergence of a New Science of Mind* (New York: Norton, 2006).

2. Sigmund Freud, quoted in D. Church, *The Genie in Your Genes* (Fulton, CA: Energy Psychology Press, 2008).

3. Norman Doidge, *The Brain That Changes Itself: Stories of Personal Triumph from the Frontiers of Brain Science* (New York: Penguin Books, 2007); Joe Dispenza, *Evolve Your Brain: The Science of Changing Your Brain* (Deerfield Beach, FL: Health Communications, 2007); Henry Markram, director of the Brain and Mind Institute of the *Ecole Polytechnique Fédérale de Lausanne* that founded the Blue Brain Project, which accurately predicts connections between neurons, *Science Daily*, September 17, 2012, www.sciencedaily.com /releases/2012/09/120917152043.htm?utm_source=feedburner&utm_medium=email&utm_campaign=Feed%3A+sciencedaily%2Fmind_brain%2Fneuroscience+%28ScienceDaily%3A+Mind+%26+Brain+News+—+Neuroscience%29; and Allan Jones, http://www.ted.com/speakers/allan_jones.html.

4. 98 percent of mental and physical illnesses come from our thought life: www.stress.org/americas.htm; www.naturalwellnesscare.com/stress-statistics.html; Harvard Medical School's Mind-Body Institute, www.massgeneral.org/bhi/research/;Church, *Genie in Your Genes*. The Institute of HeartMath discusses an experiment titled "Local and Nonlocal Effects of Coherent Heart Frequencies on Conformational Changes of DNA." http://appreciativeinquiry.

case.edu/practice/organizationDetail.cfm?coid=852§or=21. A study by the American Medical Association found that stress is a factor in 75 percent of all illnesses and diseases that people suffer from today. The association between stress and disease is a colossal 85 percent, Brian Luke Seaward, www.brianlukeseaward.net/articles/SuperStress-WELCOA-Seaward.pdf. "Cancer Statistics and Views of Causes," *Science News* 115, no. 2 (January 13, 1979): 23; H. F. Nijhout "Metaphors and the Role of Genes and Development," *BioEssays* 12 (1990): 444–46; W. C. Willett, "Balancing Lifestyle and Genomics Research for Disease Prevention," *Science* 296 (2002): 695–98; C. B. Pert, *Molecules of Emotion: Why You Feel the Way You Feel* (New York: Simon and Schuster, 1997); B. Lipton, *The Biology of Belief: Unleashing the Power of Consciousness, Matter and Miracles* (Santa Cruz, CA: Mountain of Love Productions, 2008).

5. C. M. Leaf, *The Gift in You: Discover New Life through Gifts Hidden in Your Mind* (Nashville: Thomas Nelson, 2009).
6. Church, *Genie in Your Genes.*
7. Herbert Benson MD, president of Harvard Medical School's Mind-Body Institute, www.massgeneral.org/bhi/research.
8. Glen Rein and Rollin McCraty, "Local and Nonlocal Effects of Coherent Heart Frequencies on Conformational Changes of DNA," Proceedings of the Joint USPA/IAPR Psychotronics Conference, Milwaukee, Wisconsin, 1993, http://www.heartmath.org/templates/ihm/e-newsletter/publication/2012/winter/emotions-can-change-your-dna. php; Rollin McCraty et al., "Modulation of DNA Conformation By Heart-focused Intention." HeartMath Research Center, Institute of HeartMath, publications no. 03–08, Boulder Creek, CA, 2003.
9. "Stress," Your Dictionary, http://www.yourdictionary.com/stress. Emphasis mine.

10. Sheldon Cohen et al., "Psychological Stress and Disease," *JAMA* 14 (2007): 1685, http://www.bbc.com/future/story/20120619-how-stress-could-cause-illness; http://www. stress.org/stress-and-heart-disease/.

11. Brian Luke Seaward, *Managing Stress: Principles and Strategies for Health and Wellbeing* (London: Jones and Bartlett Learning, 2006).

12. "Cancer Statistics and Views of Causes," *Science News* 115, no. 2 (January 13, 1979): 23.

13. Lipton, *The Biology of Belief.*

14. Nijhout, "Metaphors and the Role of Genes and Development."

15. Willett, "Balancing Lifestyle and Genomics Research for Disease Prevention."

16. "Stress and Heart Disease," http://www.stress.org/stress-and-heart-disease/.

第二章

1. Jeffery Rosen, "The Brain on the Stand," *New York Times*, March 11, 2007, www.nytimes.com/2007/03/11/magazine/11Neurolaw.t.html.

2. Francis Crick, quoted in John Tierney, "Do You Have Free Will? Yes, It's the Only Choice," *New York Times*, March 21, 2011, www.nytimes.com/2011/03/22/science/22tier.html?pagewanted=all&_r=0.

3. Benjamin Libet, "Unconscious Cerebral Initiative and the Role of Conscious Will in Voluntary Action," *Behavioral and Brain Sciences* 8 (1985): 529–66; John Dylan-Haynes et al., "Unconscious Determinants of Free Decisions in the Human Brain," *Nature Neuroscience 11* (2008): 543–45.

4. Hagop Sarkissian et al., "Is Belief in Free Will a Cultural Universal?" *Mind and Language* 25 (2010): 346–58.

5. Kathleen D. Vohs and Jonathan W. Schooler, “The Value of Believing in Free Will: Encouraging a Belief in Determinism Increases Cheating,” www.csom.umn.edu/assets/91974.pdf.

6. Articles in *Science and NewScientist* have recently discussed x-phi work on free will from authors including Eddy Nahmias and Dylan Murray, “Experimental Philosophy on Free Will: An Error Theory for Incompatibilist Intuitions,” in *New Waves in Philosophy of Action*, ed. Jess Aguilar, Andrei Buckareff, and Keith Frankish (Basingstoke, Hampshire, UK: Palgrave-Macmillan, 2011); and Eddy Nahmias, Stephen G. Morris, Thomas Nadelhoffer, and Jason Turner “Is Incompatibilism Intuitive?” *Philosophy and Phenomenological Research* 73, no. 1 (2006): 28–53.

7. H. S. Mayberg, “Defining the Neural Circuitry of Depression: Toward a New Nosology with Therapeutic Implications,” *Biological Psychiatry* 61, no. 6 (March 2007): 729–30.

8. Church, *Genie in Your Genes*; “Epigenetics: A Web Tour,” *Science*, www.sciencemag. org/feature/plus/sfg/resources/res_epigenetics.dtl.; Ethan Watters, “DNA Is Not Destiny: The New Science of Epigenetics Rewrites the Rules of Disease, Heredity, and Identity,” *Discover*, November 2006, http://discovermagazine.com/2006/nov/cover.

9. Elizabeth Pennisi, “Behind the Scenes of Gene Expression,” *Science* 293, no. 553 (2001): 1064–67.

10. 同注释 9。

11. Ken Richardson, *The Making of Intelligence* (New York: Columbia University Press, 2000).

12. Eric R. Kandel, James H. Schwartz, and Thomas M. Jessell, eds. *Essentials of Neural Science and Behavior* (New York: Appleton and Lange, 1995); Eric R. Kandel, “Molecular Biology of Memory: A Dialogue between Genes

and Synapses," http://www. nobelprize.org/mediaplayer/index.php?id=1447; Eric. R. Kandel, "A New Intellectual Framework for Psychiatry," *American Journal of Psychiatry* 155, no. 4 (1998): 457–69.

13. 同注释 12。

14. Dorothy Nelkin, *The DNA Mystique* (New York: Norton, 1995), 15.

15. Lipton, *Biology of Belief*. B. Lipton, K. G. Bensch, and M. A. Karasek, "Microvessel Endothelial Cell Transdifferentiation: Phenotypic Characterization," *Differentiation* 46 (1991): 117–33.

16. Gail Ironson et al., "An Increase in Religiousness/Spirituality Occurs after HIV Diagnosis and Predicts Slower Disease Progression over Four Years in People with HIV," *Journal of General Internal Medicine* 21 (2006): 62–68.

第三章

1. Watters, "DNA Is Not Destiny."

2. John Cloud, "Why Your DNA Isn't Your Destiny," *Time*, www.time.com/time/magazine/article/0,9171,1952313-2,00.html.

3. Robert Weinhold, "Epigenetics: The Science of Change," *Environmental Health Perspectives* 114, no. 3 (March 2006).

4. "Learning Without Learning," *The Economist*, September 21, 2006, 89.

5. www.cajal.csic.es/ingles/index.html.

6. Jeffrey M. Schwartz and Sharon Begley, *The Mind and the Brain* (New York: Harper Perennial, 2002); Jeffrey M. Schwartz and Rebecca Gladding, *You Are Not Your Brain* (New York: Avery, 2012).

7. Caroline M. Leaf, "The Mind Mapping Approach: A Model and Framework for Geodesic Learning" (unpublished doctoral dissertation, University of

Pretoria, Pretoria, South Africa, 1997); Caroline M. Leaf, Brenda Louw, and Isabel Uys, "The Development of a Model for Geodesic Learning: The Geodesic Information Processing Model," *The South African Journal of Communication Disorders* 44 (1997): 53–70; Leaf, "The Move from Institution Based Rehabilitation (IBR) to Community Based Rehabilitation (CBR): A Paradigm Shift," *Therapy Africa* 1, no. 1 (August 1997): 4; Leaf, "An Altered Perception of Learning: Geodesic Learning," *Therapy Africa* 1, no. 2 (October 1997): 7.

8. Doidge, *Brain That Changes Itself.*

9. Barbara Arrowsmith and Norman Doidge, *The Woman Who Changed Her Brain: And Other Inspiring Stories of Pioneering Brain Transformation* (New York: Free Press, 2012).

10. Caroline M. Leaf, *The Switch on Your Brain 5-Step Learning Process* (Dallas: Switch On Your Brain, 2008).

11. Arrowsmith and Doidge, *Woman Who Changed Her Brain;* Church, *Genie in Your Genes;* Doidge, *Brain That Changes Itself;* Dispenza, *Evolve Your Brain;* Leaf, "Mind Mapping Approach"; Leaf, *Switch on Your Brain 5-Step Learning Process;* Caroline M. Leaf, *Who Switched off My Brain? Controlling Toxic Thoughts and Emotions* (Dallas: Switch on Your Brain, 2007) and DVD series (Johannesburg, South Africa: Switch on Your Brain, 2007); C. M. Leaf, M. Copeland, and J. Maccaro, "Your Body His Temple: God's Plan for Achieving Emotional Wholeness," DVD series (Dallas: Life Outreach International, 2007).

12. Joe Dispenza, *Breaking the Habit of Being Yourself* (New York: Hay House, 2012).

13. "The Problem with Self-Help Books: Study Shows the Negative Side to Positive Self-Statements," *e! Science News*, July 2, 2009, http://esciencenews.com/articles/2009/07/02/the.problem.with.self.help.books.study.shows.

negative.side.positive.self.statements.

第四章

1. Ellen Langer and Mihnea Moldoveanu, "The Construct of Mindfulness," *Journal of Social Issues* 56, no. 1 (2000): 1–9; Leaf, *Who Switched off My Brain?* ; Leaf, *The Gift in You.*

2. Caroline M. Leaf, Isabel C. Uys, and Brenda Louw, "An Alternative Non-Traditional Approach to Learning: The Metacognitive-Mapping Approach." *The South African Journal of Communication Disorders 45 (1998): 87–102.*

3. Sissa Medialab, "The Good Side of the Prion: A Molecule That Is Not Only Dangerous, but Can Help the Brain Grow," *Science Daily*, February 14, 2013, www. sciencedaily.com/releases/2013/02/130214075437.htm?utm_source=feedburner&utm_medium=email&utm_campaign=Feed%3A+sciencedaily%2Fmind_brain+%28ScienceDaily%3A+Mind+%26+Brain+News%29.

4. Loyola University Health System, "New Evidence for Link between Depression and Heart Disease," *Science Daily*, February 18, 2013.

5. "Brain Signs of Schizophrenia Found in Babies," *Science Daily*, June 9, 2010, http://www.sciencedaily.com/releases/2010/06/100621111240.htm; "Alterations in Brain Activity in Children at Risk of Schizophrenia Predate Onset of Symptoms," *Science Daily*, March 22, 2013, http://www.sciencedaily.com/releases/2013/03/130322174343. htm.

6. Leaf, *Who Switched off My Brain?* ; Maria Konnikova, *Mastermind: How to Think Like Sherlock Holmes* (New York: Viking Penguin, 2013); Maria Konnikova, "The Power of Concentration," *New York Times Sunday Review*, December 15, 2012, http://www.nytimes.com/2012/12/16/

opinion/sunday/the-power-of-concentration.html?pagewanted=1&_r=2&ref=general&src=me&.

7. Schwartz and Begley, *Mind and the Brain*; Schwartz and Gladding, *You Are Not Your Brain*; Dispenza, *Evolve Your Brain*; Dispenza, *Breaking the Habit of Being Yourself*; Allan Jones, www.ted.com/speakers/allan_jones.html.

第五章

1. Richard J. Davidson et al., “Alterations in Brain and Immune Function Produced by Mindfulness Meditation,” *Psychosomatic Medicine* 65 (2003): 564–70.

2. Marcus E. Raichle et al., “A Default Mode of Brain Function: A Brief History of an Evolving Idea” *Neuroimage* 37 (2007): 1083–90.

3. Matthew R. Brier et al., “Loss of Intranetwork and Internetwork Resting State Functional Connections with Alzheimer’s Disease Progression,” *Journal of Neuroscience* 32, no. 26 (2012): 8890–99; Christian F. Beckmann et al., “Investigations into Resting-State Connectivity Using Independent Component Analysis,” *Philos Trans R Soc Lond, B, Biol Sci* 360 (2005):1001–13.

4. Marcus E. Raichle, “The Brain’s Dark Energy,” *Scientific American*, March 20, 2012, 44–49, www.hboorcca.com/pdf/brain/The%20Brain’s%20Dark%20Energy%20Scientific%20American%20March%202010.pdf; Raichle et al., “A Default Mode of Brain Function,” 1083–90.

5. Yvette I. Sheline et al., “The Default Mode Network and Self-Referential Processes in Depression,” *Proceedings of the National Academy of Sciences USA* 106, no. 6 (January 26, 2009): 1942–47; Washington University School of Medicine research cited in “Alzheimer’s Breaks Brain Networks’

Coordination," *Science Daily*, September 17, 2012, www.sciencedaily.com/releases/2012/09/120918090812.htm.

6. Raichle, "The Brain's Dark Energy"; Raichle et al., "A Default Mode of Brain Function."
7. Konnikova, "The Power of Concentration."
8. Brier et al., "Loss of Intranetwork and Internetwork Resting State Functional Connections with Alzheimer's Disease Progression."
9. J. Paul Hamilton et al., "Default Mode and Task Positive Network Activity in Major Depressive Disorder: Implications for Adaptive and Maladaptive Rumination," *Biological Psychiatry* 70, no. 4 (2011): 327–33.
10. Caroline M. Leaf, "Mind Mapping: A Therapeutic Technique for Closed Head Injury," unpublished master's dissertation (University of Pretoria, Pretoria, South Africa), 1990.
11. "Activity in Brain Networks Related to Features of Depression," *Science Daily*, April 3, 2012, www.sciencedaily.com/releases/2012/04/120403111954.htm#.T4HbzAjE61c.mailto.
12. Xueling Zhu et al., "Evidence of a Dissociation Pattern in Resting-State Default Mode Network Connectivity in First-Episode, Treatment-Naive Major Depression Patients," *Biological Psychiatry* 71, no. 7 (2012): 611.
13. Norman A. S. Farb et al., "Mood-Linked Responses in Medial Prefrontal Cortex Predict Relapse in Patients with Recurrent Unipolar Depression," *Biological Psychiatry* 70, no. 4 (August 15, 2011): 366–72.
14. Leaf, "The Mind Mapping Approach"; Hamilton et al., "Default Mode and Task Positive Network Activity in Major Depressive Disorder."
15. Sophie Green et al., "Guilt-Selective Functional Disconnection of Anterior Temporal and Subgenual Cortices in Major Depressive Disorder," *Archives of*

General Psychiatry 69, no. 10 (2012): 1014–21, http://archpsyc.jamanetwork.com/article.aspx?articleID=1171078.

16. 同注释 15。

17. Schwartz and Begley, *Mind and the Brain*; Schwartz and Gladding, *You Are Not Your Brain.*

18. Michael M. Merzenich et al., "Prophylactic Reduction and Remediation of Schizophrenic Impairments through Interactive Behavioral Training," 2001, http://www.google.com/patents?hl=en&lr=&vid=USPAT6231344&id=3BQIAAAAEBAJ&oi=fnd&dq=Merzenich+schizophrenia+research&printsec=abstract#v=onepage&q=Merzenich%20schizophrenia%20research&f=false; Melissa Fisher et al., "Neuroplasticity-Based Cognitive Training in Schizophrenia: An Interim Report on the Effects 6 Months Later," *Schizophrenia Bulletin*, March 5, 2009, http://schizophreniabulletin.oxfordjournals.org/content/36/4/869; "Thread: New Therapy Available Now for Cognitive problems in Schizophrenia," http://www.schizophrenia.com:8080/jiveforums/thread.jspa?threadID=16719; Sophia Vinogradov, "What's New in Schizophrenia Research," November 28, 2007, http://www.thomastthomas.com/Schizophrenia%20Research,Vinogradov,112807.pdf.

19. Sarah J. Hart et al., "Altered Fronto-limbic Activity in Children and Adolescents with Familial High Risk for Schizophrenia," *Psychiatry Research* 212, no. 1 (2013): 19; Sebastien Parnaudeau et al., "Inhibition of Mediodorsal Thalamus Disrupts Thalamofrontal Connectivity and Cognition," *Neuron* 77, no. 6 (2013): 1151.

20. "Women Abused as Children More Likely to Have Children With Autism," *Science Daily*, March 20, 2013, http://www.sciencedaily.com/releases/2013/03/130320212818.htm#.UVCuOUPuaJE.email.

第六章

1. Brian A. Primack et al., "Association Between Media Use in Adolescence and Depression in Young Adulthood," *Archives of General Psychiatry* 66, no. 2 (2009): 181–88, http://archpsyc.jamanetwork.com/article.aspx?articleid=210196.

2. Mark W. Becker, Reem Alzahabi, and Christopher J. Hopwood, "Media Multitasking Is Associated with Symptoms of Depression and Social Anxiety," *Cyberpsychology, Behavior, and Social Networking* 16, no. 2 (2012): 132–35.

3. "Are You a Facebook Addict?" *Science Daily*, May 7, 2012, www.sciencedaily.com/releases/2012/05/120507102054.htm.

4. Report from the University of Edinburgh Business School, "More Facebook Friends Means More Stress, Says Report," *Science Daily*, November 26, 2012, www. sciencedaily.com/releases/2012/11/121126131218.htm.

5. Keith Wilcox and Andrew T. Stephen, "Are Close Friends the Enemy? Online Social Networks, Self-Esteem, and Self-Control," *Social Science Research Network*, September 22, 2012, http://ssrn.com/abstract=2155864.

6. David M. Levy et al., "The Effects of Mindfulness Meditation Training on Multitasking in a High-Stress Information Environment," *Proceedings of Graphics Interface*, May 2012; University of Washington research referenced in "Mindful Multitasking: Meditation First Can Calm Stress, Aid Concentration," *Science Daily*, June 13, 2012, www.sciencedaily.com/releases/2012/06/120614094118.htm.

7. Leaf, "Mind Mapping: A Therapeutic Technique for Closed Head Injury"; Leaf, "The Mind Mapping Approach."

8. University of Washington study cited in Konnikova, "The Power of

Concentration."

9. University of Washington and Emory University studies referenced in Konnikova, "The Power of Concentration"; Michael Merzenich, cited in Schwartz and Begley, *Mind and the Brain*; Gaëlle Desbordes et al., "Effects of Mindful-Attention and Compassion Meditation Training on Amygdala Response to Emotional Stimuli in an Ordinary, Non-Meditative State," *Frontiers in Human Neuroscience*, November 1, 2012, www.frontiersin. org/human_neuroscience/10.3389/fnhum.2012.00292/abstract.

10. Michael Merzenich cited in Schwartz and Begley, *Mind and the Brain*. Desbordes et al., "Effects of Mindful-Attention and Compassion Meditation Training on Amygdala Response to Emotional Stimuli in an Ordinary, Non-Meditative State"; Massachusetts General Hospital, Boston University, "Meditation Appears to Produce Enduring Changes in Emotional Processing in the Brain," *Science Daily*, www.science daily.com/releases/2012/11/121112150339.htm.

11. Leaf, "Mind Mapping: A Therapeutic Technique for Closed Head Injury."

12. Eileen Luders et al., "The Unique Brain Anatomy of Meditation Practitioners: Alterations in Cortical Gyrification," *Frontiers in Human Neuroscience*, February 29, 2012, www.frontiersin.org/Human_Neuroscience/10.3389/fnhum.2012.00034/abstract.

13. Eileen Luders et al., "Enhanced Brain Connectivity in Long-Term Meditation Practitioners," *NeuroImage* 4 (August 15, 2011): 1308–16.

14. University of California, Los Angeles research cited in "Meditation May Increase Gray Matter," *Science Daily*, May 13, 2009, www.sciencedaily.com/releases/2009/05/090512134655.htm.

第七章

1. "Max Planck Quotes," www.goodreads.com/author/quotes/107032.Max_Planck.

2. Schwartz and Begley, *Mind and the Brain*; Schwartz and Gladding, *You Are Not Your Brain*; Jeffrey Schwartz, Henry Stapp, and Mario Beauregard, "Quantum Physics in Neuroscience and Psychology: A Neurophysical Model of Mind/Brain Interaction," www.physics.lbl.gov/~stapp/PTB6.pdf.

3. This intentional mental act and its unpredictability can be represented mathematically by an equation that is one of the key components of quantum theory. It is beyond the scope of this book to explore the equation more deeply, but if you are interested, you can begin exploring further by reading, "Quantum Physics in Neuroscience and Psychology: A Neurophysical Model of Mind/Brain Interaction," by Jeffrey M. Schwartz, Henry P. Stapp, and Mario Beauregard, http://www.scribd.com/doc/94124369/Quantum-Physics-in-Neuroscience-by-Jeffrey-M-Schwartz-Henry-P-Stapp-Mario-Beuregard.

4. James Higgo, "A Lazy Layman's Guide to Quantum Physics," 1999, www.higgo. com/quantum/laymans.htm.

5. Schwartz, Stapp, and Beauregard, "Quantum Physics in Neuroscience and Psychology."

6. Schwartz and Begley, *Mind and the Brain*; Schwartz and Gladding, *You Are Not Your Brain*; Schwartz, Stapp, and Beauregard, "Quantum Physics in Neuroscience and Psychology."

7. Caroline Leaf, "The Mind Mapping Approach: A Model and Framework for Geo-desic Learning," unpublished DPhil dissertation, University of Pretoria, South Africa, 1997; Caroline Leaf, "The Mind Mapping Approach: A Technique for Closed Head Injury," unpublished master's dissertation, University of Pretoria, South Africa, 1990.

8. Carol Dweck, “Implicit Theories of Intelligence Predict Achievement across Adolescent Transition: A Longitudinal Study and an Intervention,” *Child Development* 78 (2007): 246–63.

9. McCraty, “Modulation of DNA Conformation by Heart-Focused Intention,” 4.

10. Church, *Genie in Your Genes.*

11. Giacomo Rizzolatti and L. Craighero,“The Mirror-Neuron System,” *Annual Review of Neuroscience* 27 (2004): 169–92.

12. Caroline Leaf, *Who Switched off Your Brain? Solving the Mystery of He Said/ She Said* (Nashville: Thomas Nelson, 2011).

13. Sundance Bilson-Thompson, Fotini Markopoulou, and Lee Smolin, “Quantum Gravity and the Standard Model,” *Classical and Quantum Gravity* 24, no. 16 (2007): 3975–93.

14. Don Lincoln, “The Universe Is a Complex and Intricate Place,” *Scientific American*, November 2012, 38–43.

第八章

1. Leaf, “Mind Mapping”; Leaf, “Mind Mapping Approach”; Leaf, Louw, and Uys, “Development of a Model for Geodesic Learning,” 44, 53–70.

2. Leaf, *Switch on Your Brain 5-Step Learning Process*; Leaf, *Who Switched off My Brain?* ; Caroline M. Leaf, “Who Switched off My Brain? Controlling Toxic Thoughts and Emotions,” DVD series (Johannesburg, South Africa: Switch on Your Brain, 2007).

3. Andrew Newberg, Eugene D’Aquili, and Vince Rause, *Why God Won’t Go Away: Brain Science and the Biology of Belief* (New York: Ballantine, 2001).

4. Schwartz and Begley, *Mind and the Brain*; Schwartz and Gladding, *You Are*

Not Your Brain; Schwartz, Stapp, and Beauregard, "Quantum Physics in Neuroscience and Psychology."

5. Leaf, "Mind Mapping"; Leaf, "The Mind Mapping Approach"; Leaf, Louw, and Uys, "Development of a Model for Geodesic Learning," 44, 53–70.
6. 同注释 5。
7. "Blue Brain Project Accurately Predicts Connections between Neurons," *Science Daily*, September 17, 2012, www.sciencedaily.com/releases/2012/09/120917152043.htm.

第九章

1. Leaf, "Mind Mapping Approach: Technique for Closed Head Injury."
2. Karim Nader, http://blogs.mcgill.ca/science/2009/04/30/karim-nader-on-memory-reconsolidation; Karim Nader, Glenn E. Schafe, and Joseph E. Le Doux, "Fear Memories Require Protein Synthesis in the Amygdala for Reconsolidation after Retrieval," *Nature* 406, no. 6797 (2000): 722–26; A. H. Maslow, *Motivation and Personality* (New York: Harper & Row, 1970).
3. Shawn Achor, *The Happiness Advantage* (New York: Crown Business, 2010).
4. *Harvard Crimson* poll, 2004, cited in ibid.

第十章

1. 一年 365 天，每 21 天一个循环，就是 17 个循环。
2. Kandel, *In Search of Memory.*
3. Church, *Genie in Your Genes.*

4. 同注释3。

5. Rodolfo Llinas, "Rodolfo Llinas's Fearless Approach to Neurophysiology Has Redefined Our Thinking about Individual Neurons and How They Create Movement and Consciousness," U. S. Columbian Medical Association, http://uscma.org/2010/09/12/rodolfo-llinas's-fearless-approach-to-neurophysiology-has-redefined-our-thinking-about-individual-neurons-and-how-they-create-movement-and-consciousness; Rodolfo Llinas, *I of the Vortex* (Cambridge, MA: MIT Press, 2002).

6. Michael Merzenich as cited in Doidge, *Brain That Changes Itself.*

7. Phillippa Lally et al., "How Are Habits Formed: Modelling Habit Formation in the Real World," *European Journal of Social Psychology* 40, no. 6 (2010): 998–1009.

8. 同注释7。

9. See K. Anders Ericsson, Michael J. Prietula, and Edward T. Cokely, "The Making of an Expert," Harvard Business Review, July 2007, http://hbr.org/2007/07/the-making-of-an-expert/ar/1.

第十一章

1. Jennifer Wiley and Andrew F. Jarosz, "Working Memory Capacity, Attentional Focus, and Problem Solving," *Current Directions in Psychological Science* 21, no. 4 (2012): 258. See also, "Greater Working Memory Benefits Analytic, Not Creative,Problem-Solving," *Science Daily*, August 7, 2012, www.sciencedaily.com/releases/2012/08/120807132209.htm.

第十二章

1. "Mindfulness Meditation May Relieve Chronic Inflammation," *Science Daily*, January 16, 2013, http://www.sciencedaily.com/releases/2013/01/130116163536.htm.
2. "Evidence Supports Health Benefits of 'Mindfulness-Based Practices,'" *Science Daily*, July 11, 2012, http://www.sciencedaily.com/releases/2012/07/120711104811.htm.
3. "Breast Cancer Survivors Benefit from Practicing Mindfulness-Based Stress Reduction," *Science Daily*, December 29, 2011, http://www.sciencedaily.com/releases/2011/12/111229203000.htm.
4. "Don't Worry, Be Happy: Understanding Mindfulness Meditation," *Science Daily*, November 1, 2011, http://www.sciencedaily.com/releases/2011/10/111031154134.htm.
5. "Mindfulness Meditation Training Changes Brain Structure in Eight Weeks," *Science Daily*, January 21, 2011, http://www.sciencedaily.com/releases/2011/01/110121144007.htm.
6. 我在第五章和第六章提到这些内容，读者可以再读一下这两部分。